I0387190

ENTRENAMIENTO PARA IR AL BAÑO Y DISCIPLINA PARA NIÑOS PEQUEÑOS (2 EN 1)

LA GUÍA PARA LIBERARTE DE LOS PAÑALES SUCIOS EN 7 DÍAS. ESTRATEGIAS DE CRIANZA SIN ESTRÉS PARA CRIAR AL NIÑO MÁS FELÍZ DE TODOS

FAYE PALMER

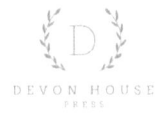

© **Copyright 2021 - All rights reserved.**

The contents of this book may not be reproduced, duplicated or transmitted without direct written permission from the author.

Under no circumstances will any legal responsibility or blame be held against the publisher for any reparation, damages, or monetary loss due to the information herein, either directly or indirectly.

Legal Notice:

This book is copyright protected. This is only for personal use. You cannot amend, distribute, sell, use, quote or paraphrase any part or the content within this book without the consent of the author.

Disclaimer Notice:

Please note the information contained within this document is for educational and entertainment purposes only. Every attempt has been made to provide accurate, up to date and reliable complete information. No warranties of any kind are expressed or implied. Readers acknowledge that the author is not engaging in the rendering of legal, financial, medical or professional advice. The content of this book has been derived from various sources. Please consult a licensed professional before attempting any techniques outlined in this book.

By reading this document, the reader agrees that under no circumstances is the author responsible for any losses, direct or indirect, which are incurred as a result of the use of information contained within this document, including, but not limited to, —errors, omissions, or inaccuracies.

ÍNDICE

Introducción   v

Parte I
LO QUE DEBE SABER SOBRE LOS NIÑOS PEQUEÑOS

1. Conoce mejor a tu hijo   3
2. Hablar y explicarle las cosas a tu hijo   19

Parte II
PLAN PARA DISCIPLINAR A LOS NIÑOS SIN CULPA

3. Apostar por la crianza positiva puede llevarte al método de disciplina sin culpa   51
4. Desafíos de la crianza positiva con los que te encontrarás   68
5. Practicar la Paciencia   84
6. Estrategias de crianza sin estrés para criar a un niño más feliz - ¡Sin culpa!   100
7. Buscar ayuda profesional.   115

Parte III
HABLEMOS DEL ENTRENAMIENTO PARA IR AL BAÑO

8. ¿Cuándo es el mejor momento para empezar a entrenar a ir al baño?   133
9. Descifrando los hechos y aclarando los conceptos erróneos del entrenamiento para ir al baño   144
10. ¿Estás mentalmente preparado?   154
11. Preparar el equipamiento   167
12. El plan de 7 pasos para enseñarle a tu hijo a ir al baño en pocos días   177

13. Qué hacer por la noche cuando llega la hora de ir al baño. 188
14. Obtener ayuda de las guarderías y los cuidadores. 199
15. Criar al Niño Más Feliz. 212

Conclusión 225

INTRODUCCIÓN

¿Estás preparado para sumergirte en la crianza de tus hijos? Esto no tiene por qué ser un enfoque de hundirse o nadar. Muchos padres se sienten perdidos en cuanto a ideas de crianza realistas. Otros, creen tener todas las respuestas, pero se quedan cortos cuando sus hijos no parecen encajar en el perfil que les han transmitido sus padres y amigos. La crianza de los hijos puede ser agotadora, desafiante y gratificante, todo en una sola aventura. Una verdadera aventura en la vida.

Este libro, con su enfoque de inmersión profunda, develará muchas ideas y pautas genuinas para una crianza feliz y saludable. ¿Qué cualificaciones crees que se necesitan para ser padre o madre? La enseñanza, la enfermería, algo de psicología y un poco de entrenamiento deportivo se incluirán en tu lista de habilidades parentales. No hay una talla única para ser padre o madre. Un libro como éste te abrirá los ojos a las diferentes perspectivas que ofrece el sector de la paternidad.

No hay una carretera ancha, con un coche supersónico, para llegar a tu destino. En realidad, no importa de qué clase social procedas ni tu formación académica. Tus calificaciones, tu edad y tu experiencia en la vida contribuirán a tus habilidades como padre. Sin embargo, navegar por los giros inesperados de este viaje de paternidad puede depararte algunas sorpresas. Según mi experiencia, la crianza de los hijos es un reto. No hay una fórmula sencilla que seguir. La mayor dificultad estriba en tratar de manejar los caracteres y las personalidades individuales. Los niños tienen puntos fuertes y débiles diferentes. Crecen y se desarrollan a ritmos diferentes. Los niños no están hechos para encajar en un molde común. Todo se reduce a la experiencia y a estar abierto a probar nuevas ideas. Todos los padres se encontrarán con que tienen que "dar un rodeo" en su viaje y probar otras tácticas. Este libro está repleto de ideas prácticas y minuciosamente investigadas sobre la crianza de los hijos para ese tipo de situaciones. Si al principio no tienes éxito, puedes volver a intentarlo.

"Empezar con el fin en mente" es uno de los principios de la crianza de los hijos, que leí en el libro de Stephen Covey, sobre los 7 hábitos de las familias eficaces. Es fácil, como padre, sentir que estás flotando en un mar de pañales y problemas de disciplina. Establecer objetivos es una parte muy importante de la crianza de una familia. Ojalá hubiera tenido este sencillo principio en mente cuando empecé a criar a mis hijos. Los libros de todo tipo son una gran ayuda, pero saber cuáles son tus objetivos es un principio muy útil que debes poner en práctica. A través de la lectura de diferentes publicaciones, artículos y sitios web sobre la crianza de los hijos, me ha sorprendido la cantidad de información valiosa que hay disponible. El padre novato quiere devorar cada trozo de información. Nunca hay suficientes horas en el día cuando se empieza con el nuevo bebé. Encontrar un libro que ofrezca ideas prácticas y esté bien documentado ayuda mucho a agudizar las habilidades parentales.

Kahlil Gibran, en El Profeta, utiliza una poderosa analogía con los arcos y las flechas, para mostrar el papel de los padres en la preparación de sus hijos para la vida. Dice:

"Ustedes son los arcos de los que sus hijos, como flechas vivas, son enviados".

¿Cómo se relaciona esta analogía con la crianza de los hijos?

- Un arco debe ser flexible para que la flecha pueda volar hacia el objetivo. Del mismo modo, los estilos de crianza necesitan flexibilidad y una cantidad añadida de fuerza para mantenerse firmes ante la adversidad. Los padres encontrarán en las páginas de este libro mensajes fortalecedores y alentadores. Pautas positivas para ayudar al arco.
- La cuerda del arco debe ser fuerte y estirarse para dar más fuerza al vuelo de la flecha. Hay momentos en tu viaje como padre, en los que esa cuerda parecerá estirada al máximo de su capacidad. La cuerda, que representa tus principios de crianza, tiene que ser capaz de mantenerse firme y fuerte, para asegurar que la flecha viaje hacia su objetivo.
- La puntería debe ser precisa para que la flecha encuentre su camino, recto y verdadero, en su trayectoria de vuelo. Aquí es donde contar con objetivos paternales, y saber cuál es tu objetivo, será lo más importante. La flecha volará en la

dirección a la que apuntes, y tener ese fin en mente siempre te ayudará a encontrar el verdadero camino que debe seguir tu flecha.

- Las flechas, que son tus hijos, necesitan plumas para guiar la flecha por el aire. Las plumas o los plumajes no son simples adornos al azar, son plumas de ala cuidadosamente elegidas, y necesarias para guiar la flecha en su trayectoria de vuelo. Tus estilos de crianza son esas plumas que eliges para colocar en esa flecha. Ayudan a que la flecha vuele por el aire destinada a hacer su marca y alcanzar el objetivo. Las plumas de pavo tienen fama de ser las mejores. En la fabricación de la flecha, las plumas se eligen cuidadosamente clasificándolas en grupos de izquierda o derecha. Si las flechas no se clasifican en sus grupos específicos, se doblan en curvas opuestas. Las plumas del mismo lado del ala volarán en una trayectoria de vuelo recta y verdadera. Si una flecha gira o se interrumpe en su trayectoria, las plumas ayudan a estabilizarla en el vuelo y hacen que la flecha vuele con más precisión. Los padres que optan por una buena crianza complementaria emplumarán sus flechas y las ayudarán a volar con confianza.

- Hay un arquero, el guía general de nuestro universo. En el círculo de la vida, el arquero utiliza el arco, los padres para propulsar las flechas, los hijos de manera intencionada. Este es el componente de naturaleza versus crianza de la crianza. La naturaleza da a nuestros hijos los dones de los orígenes universales de la naturaleza, y la crianza nutre esos dones, para ayudar a los niños a ser lo mejor que pueden ser.

La crianza de los hijos no debería ser un asunto de aciertos y errores. Este libro, repleto de consejos de expertos y valores probados, ayudará a estabilizar los arcos y a guiar las flechas en la dirección correcta. Hay un aire de urgencia para esta época de la paternidad en nuestras vidas. La urgencia viene dada por la esencia del tiempo. El tiempo es el ladrón, que puede llegar en la noche y robarnos la alegría. La ventana de crianza más eficaz se encuentra en los primeros años del desarrollo del niño. Si se acierta con la receta durante esos años impresionables, el papel de padre se hace más fácil.

"Nunca dejes para mañana lo que puedas hacer hoy".

— BENJAMIN FRANKLIN

Esas palabras suenan a verdad cuando se piensa en la crianza de los hijos. Los meses y los años pasan volando mientras tu hijo crece y alcanza todo tipo de hitos en su desarrollo. Un libro sobre la crianza de los hijos, que cuestiona la forma en que los padres pasan el tiempo con sus hijos y el propósito que hay detrás de su estrategia de crianza, es una guía valiosa. Este libro pretende ser el libro al que se recurre en momentos de necesidad. Ningún padre quiere ser como el conejo blanco de Alicia en el País de las Maravillas. Totalmente perdido sobre qué hacer y adónde ir, acaba murmurando que no tiene tiempo y desaparece en una madriguera. Alicia le sigue en un mundo de caos y confusión. La expresión "bajar a la madriguera" se refiere exactamente a ese tipo de experiencia. La crianza de los hijos no tiene por qué ser un viaje por la "madriguera". La ventana de oportunidad de la crianza de los hijos es breve, así que hay que aprovechar al máximo este valioso tiempo.

Este libro pretende poner de relieve algunos de los aspectos más importantes de la crianza y la educación de niños increíbles. Hay mucho en juego y el camino hacia el éxito puede dar muchas vueltas, pero con algunas directrices prácticas las habilidades de crianza pueden ser más manejables. Este libro invita a los padres a conocer la crianza positiva a través de la disciplina sin culpa. Conocer a los niños pequeños y saber cómo comunicarse con ellos es un gran paso para poner en práctica sus límites de crianza y alcanzar sus objetivos.

Descubre cómo convertir los obstáculos en oportunidades. Aprende a practicar la paciencia y la comprensión, y a mantener la calma cuando sientas que quieres explotar. Hay momentos en los que la ayuda profesional es tu mejor opción, y este libro te orientará sobre cuándo y cómo debes buscar ayuda profesional. Hay toda una sección dedicada al aprendizaje para ir al baño. El primer paso real que da tu hijo hacia la independencia es aprender a usar el orinal. Conseguirás deshacerte de los pañales para siempre, y tener un pequeño ser que puede utilizar el baño con éxito.

Realmente, al final del día, como se dice, quieres un niño feliz y motivado. Criar a un niño feliz y bien adaptado es la parte más satisfactoria de la crianza. Conseguirlo puede parecer desalentador, ya que los medios de comunicación exponen a los padres a muchos peligros a lo largo del camino de la crianza. Poder utilizar los recursos bien documentados de un libro de crianza, lleno de todos los temas más relevantes, es una gran ayuda. Nunca se insistirá lo suficiente en la importancia del desarrollo de la primera infancia.

El desarrollo de la primera infancia se produce a gran velocidad en los primeros cinco años de vida del niño. Las habilidades físicas, cognitivas, sociales y lingüísticas son aspectos del desarrollo infantil en los que los padres pueden participar activamente. Los niños necesitan el cariño y el apoyo de sus padres para alcanzar sus hitos de desarrollo.

Este antiguo proverbio chino da sabiduría a la verdad subyacente a la crianza de los hijos.

Oigo y olvido,
veo y recuerdo,
hago y comprendo!

Otra traducción literal del antiguo dicho chino termina con "saber no es tan bueno como actuar, el verdadero aprendizaje continúa hasta que se pone en acción".

El padre que esté preparado para adentrarse en las páginas de este libro y poner en práctica los consejos es el que más ganará. Los estilos de crianza deben ser flexibles, pero algunos elementos de la crianza nunca cambian. Dar amor, seguridad y apoyo en nuestro mundo moderno son elementos clave. Ponerlos en práctica con la ayuda de métodos y orientaciones probados y fiables, ayuda a los padres a aligerar la carga en su viaje de crianza. Aprovecha esta oportunidad para adentrarte en las páginas de este libro y disfrutar del reto de la crianza activa mientras "haces y comprendes".

I

LO QUE DEBE SABER SOBRE LOS NIÑOS PEQUEÑOS

1

CONOCE MEJOR A TU HIJO

"El conocimiento es poder. La información libera. La educación es la premisa del progreso, en todas las sociedades, en todas las familias"

Dijo Kofi Annan, Secretario General de las Naciones Unidas y ganador de un Premio Nobel de la Paz.

¿Qué conocimientos debes tener para impulsarte y empezar con buen pie las primeras etapas de la crianza? Meterse en la cabeza de un niño pequeño es todo un reto. Saber todo sobre los primeros años de vida de tu hijo puede parecer abrumador. Los años de los niños pequeños son probablemente los más agotadores. Es difícil imaginar que un niño pequeño pueda hacer descarrilar a una familia, pero puede ocurrir. El primer capítulo de este libro debería ayudarles, como padres, a comprender mejor a la pequeña persona que han traído al mundo. Criar a un niño pequeño no tiene por qué ser una montaña rusa emocional.

Empecemos por ver lo que aportas a la causa. Imagina que estás planeando iniciar una aventura empresarial. Puede que frunzas el ceño al pensarlo. ¿Qué tienen en común los negocios y la crianza de los hijos? Bueno, en realidad hay muchos aspectos de la gestión de un negocio que podrían relacionarse con la crianza de la familia. Piensa por el momento en ti como gerente. Tendría que establecer estrategias y, lo que es más importante, tendría que conocer su producto.

Richard Branson dijo:

"Una gran empresa empieza pequeña".

Probablemente no pensaba en formar una familia, pero a través de los ojos de este capítulo puedes adaptar algunas valiosas ideas de negocio, y ponerlas en práctica mediante útiles habilidades de crianza. Conocer a tu hijo, el pequeño componente de esta empresa, te será de gran ayuda. Conocerte a ti mismo también será una ventaja. ¿Cómo encajas tú en el modelo de negocio de los padres?

Un buen punto de partida es un análisis F.D.O.A.

- **F** - fortalezas
- **D** - debilidades
- **O** - oportunidades
- **A** - amenazas.

Analiza realmente tu estructura familiar y, junto con otros miembros de la familia, tómate un tiempo para ser objetivo y a qué altura estás.

Las **fortalezas** serían tus conocimientos sobre la crianza de los hijos. Es posible que ya tengas experiencia en la crianza de los hijos. Tal vez hayas recibido formación en el campo de la educación o el desarrollo infantil. ¿Vienes de una familia estupenda? ¿Tienes grandes modelos a seguir? ¿Eres un ávido lector de libros de crianza? ¿Tienes tiempo para ser un gran padre o madre y sientes que tienes los medios para mantener a tu familia? Probablemente haya encontrado muchos puntos fuertes en el nicho de la paternidad.

Debilidades. A nadie le gusta centrarse en sus puntos débiles, pero ésta es una buena manera de estar atento a las trampas, y cerrar las brechas que pueda considerar como áreas débiles. ¿Es usted un padre primerizo y se siente menos seguro de lo que debería con poca experiencia? ¿Quizás tu propia infancia fue bastante movida y temes cometer los mismos errores, o compensar en exceso porque quieres hacerlo mejor? ¿Sientes que no tienes suficiente tiempo para dedicar a la crianza de una familia? La debilidad puede convertirse en fortaleza, con las herramientas y los conocimientos adecuados para ayudarte.

Las **oportunidades** son abundantes. Criar una familia está lleno de un número increíble de oportunidades. Relaciones que construir con tus hijos. Caminos educativos que seguir y actividades y eventos familiares que disfrutar. Tienes la oportunidad de forjar el carácter, desarrollar y cuidar a las personas pequeñas mientras se convierten en personas mayores. La crianza de los hijos te da la oportunidad de ser un buen modelo de conducta, y un confidente y apoyo para tu familia.

Saber aprovechar estas oportunidades reforzará tus habilidades como padre.

Las **amenazas**, las barreras que se interponen en el camino de tu progreso como padre siempre estarán ahí, pero se pueden superar. Puede que haya algunas amenazas que identifiques antes de empezar este viaje. Tal vez tengas dificultades para equilibrar tu tiempo como padre o madre que trabaja. Tal vez otros miembros de la familia interfieran o tal vez tus circunstancias sociales sean un reto. Las amenazas siempre estarán ahí.

"Tanto si crees que puedes como si crees que no puedes, tienes razón".

— HENRY FORD

Una de las amenazas para una crianza realista podría ser el desconocimiento de los importantísimos primeros años. Los primeros años de la vida de un niño pequeño son etapas vitales en muchas áreas del desarrollo. Aprender sobre esos primeros años arrojará luz sobre las formas de empezar con buen pie.

Si pudieras meterte literalmente en la mente de tu hijo pequeño, te sorprendería el milagro de la naturaleza que hay en la cabeza de un niño. ¿Sabías que un bebé nace con 86.000 millones de neuronas? Son las células del cerebro encargadas de recibir la información sensorial del mundo exterior. Durante los primeros años de desarrollo, el cerebro es muy sensible y las cosas que experimenta pueden tener un efecto duradero en el bienestar emocional del niño. El cerebro se desarrolla rápidamente desde el nacimiento hasta los cinco años. Las experiencias de calidad son las que más importan y ayudan a formar el cerebro.

Un bebé nace con la capacidad de aprender. Desde el primer día y durante el transcurso del primer año, el cerebro crece y duplica su tamaño. Este crecimiento continúa y a los tres años el cerebro del bebé ha alcanzado el 80% de su tamaño adulto. El cerebro del bebé tiene todas las neuronas que necesita para hacer frente a este crecimiento y, a los cinco años, se ha producido el 90% de este crecimiento. Es la crianza positiva, y estable la que permite que estas neuronas crezcan. Tu bebé necesita sentirse nutrido y seguro.

Recuerdo haber traído a mi recién nacido a casa por primera vez. Un momento emocionante y aterrador a la vez. Una de las cosas que pensé que iba a ser difícil era manipular la fontanela o punto blando del bebé. Imagínate lo nerviosa que me sentí cuando descubrí que había varias. Las fontanelas son puntos blandos en el cráneo del bebé. Creo que la mayoría de la gente conoce la que está en la parte superior de la cabeza del bebé. ¿Por qué hay puntos blandos justo donde se está desarrollando el cerebro? Bueno, hay una buena razón lógica. El punto blando, donde los huesos no se han cerrado, da flexibilidad al cráneo durante el tiempo que el bebé tiene que pasar por el canal del parto. Las pequeñas aberturas del cráneo permiten que el cerebro crezca mientras todavía hay espacio y margen para el crecimiento. El punto blando es en realidad bastante resistente. Tiene una membrana dura sobre ella. Este punto es un buen indicador de enfermedad o deshidratación. Lo más importante es que permite que el cerebro crezca y se desarrolle a la velocidad mencionada anteriormente. Recuerda que tu médico siempre te dirá si hubo algún problema al nacer y, si te preocupa, puedes buscar ayuda profesional.

Cada segundo se establecen millones de conexiones mientras las distintas áreas del cerebro se preparan para poder moverse, entender el lenguaje y experimentar emociones. A medida que el cerebro se desarrolla, se construye sobre sí mismo y las conexiones se enlazan entre sí. Durante estos primeros años, el cerebro comienza a desarrollar capacidades de orden superior, como la motivación y la resolución de problemas. Las relaciones sanas y afectuosas con sus padres son un ingrediente esencial para alimentar la comunicación y la autorregulación. Estas capacidades se fomentan mediante la interacción positiva con sus sentidos. Desarrollar la conciencia de los cinco sentidos estimula este desarrollo. El enfado, la sonrisa, la risa y el llanto son formas en las que tu hijo empieza a comunicarse contigo y con los demás.

¿Cómo funciona esto? Dale Carnegie, orador motivacional y escritor, dijo lo siguiente sobre las interacciones positivas.

"Actúa con entusiasmo y serás entusiasta".

Por muy descabellado que parezca, puedes enfadarte, cantar, reír y jugar con tu hijo a menudo y el entusiasmo se verá recompensado con algo que no puedes ver. Ahora sabes que está ocurriendo. Las neuronas del cerebro de tu hijo están respondiendo positivamente. Las relaciones afectuosas con padres y cuidadores son una parte esencial del desarrollo saludable. Los primeros años pasan volando y saber cuánto desarrollo se produce en los tres primeros meses te dejará asombrado. Las habilidades motrices parecen empezar lentamente con los movimientos de la cabeza, seguidos por los del cuerpo, los brazos y las piernas, pero a las ocho semanas tu bebé ya ha notado sus manos. Los sentidos ya se han puesto en marcha, y tu bebé puede oler y saborear cuando aún está en el útero. Los bebés se asustan con los ruidos y tu bebé podía oír en el útero. La vista es el menos desarrollado de los sentidos, pero los bebés disfrutan con los colores brillantes y los objetos en movimiento. El sentido del tacto está muy desarrollado y los bebés responden al tacto y al movimiento. El cerebro asocia el tacto con el desarrollo cognitivo y social. Todas estas habilidades sensoriales se están desarrollando en la cabecita, donde el cerebro del bebé está creciendo y aprendiendo a responder al mundo.

El conocimiento de la importancia de los primeros años da fuerza a los padres. Tienen en sus manos el desarrollo temprano de su hijo. Hay logros tempranos en la vida de todos los bebés que hay que celebrar y reconocer. Celebrar estos logros los motivará como padres. Los diarios y libros del bebé, que marcan el viaje a medida que se avanza en el camino de la paternidad, son alentadores. Recuerdo lo entusiasmada que estaba con el primer bebé y con cada pequeño acontecimiento de crecimiento. Registrar esos logros del bebé me parecía muy importante. Había primeras veces para todo. Siempre había un trasfondo para estos logros. Alcanzar una meta no siempre es fácil, así que es bueno celebrar estas ocasiones.

> *"Todo logro, grande o pequeño, que merezca la pena, tiene su trabajo y su triunfo: un comienzo, una lucha y una victoria".*
>
> — MAHATMA GANDHI

Esta afirmación es muy cierta en la crianza de un niño. Los años en que el niño empieza a caminar son probablemente los de mayor lucha. Es en este momento cuando puedes descubrir que tu hijo tiene características que te resultan difíciles de entender. Puede pensar que tiene un demonio de las carreras en sus manos. Los niños pequeños son personas muy ocupadas. Los niños pequeños llegan a nuestras vidas entre los doce y los dieciocho meses. Al principio son inseguros, pero pronto ganan confianza. Es la edad del descubrimiento. Es una edad de gran desarrollo cognitivo y social.

Durante esta fase, los niños pequeños se mueven mucho más. Son más conscientes de sí mismos y de lo que ocurre a su alrededor. Quieren explorarlo todo. Hay que tener ojos en la nuca para observar a estas personitas. Los niños pequeños empiezan a ser independientes, y a mostrarse desafiantes en algunas situaciones. Seguir el ritmo de un niño pequeño puede ser agotador. Tratar de entender algunos de sus comportamientos puede resultar confuso. Si no entiendes por qué se comportan así, el resultado puede ser una batalla de voluntades.

Aquí van algunos consejos probados y fiables para ayudar a lidiar con el comportamiento no deseado:

Consejo nº 1. - Ignora el comportamiento que no te gusta.

Los niños pequeños están en lo que se conoce como la fase "preoperacional". Tu hijo piensa, pero no utiliza la lógica para transformar o separar ideas. Tu hijo está aprendiendo sobre el mundo, pero no es capaz de utilizar la información que ha aprendido. Empezar a hablar introduce esta fase. Es una etapa de desarrollo muy egocéntrica. Los niños pequeños se centran en un solo aspecto de lo que ocurre en cada momento. Durante la etapa preoperacional, los niños pequeños aprenden repitiendo comportamientos. Una gran reacción por algo que hacen va a significar que quieren repetir ese comportamiento. Puede tratarse de una palabra traviesa o de una acción que desaprueba. Los comportamientos antisociales, los malos modales o las acciones poco amables no son el tipo de comportamiento que quieres fomentar.

Los infantes participan en lo que se conoce como juego paralelo. No juegan con otros niños, sino que juegan junto a ellos en lo que parece ser un juego. En esta etapa de su desarrollo social, no se relacionan realmente con otro individuo de su edad. Quizá te preguntes si esta forma de jugar es beneficiosa. Es un gran paso para el desarrollo del lenguaje, el juego imaginativo y un camino para comprender la interacción social. El juego paralelo significa que tu hijo no funciona en un mundo aislado. Participa en la observación y se prepara para el siguiente paso en su desarrollo social.

El juego paralelo es un comportamiento que llega a gustar en esta etapa. Es positivo y hay que fomentarlo. Intenta no interferir, pero deja que tu hijo pase por esta fase y observa cómo crece y se desarrolla.

Ignora el mal comportamiento a menos que vaya a dañar o herir a otro niño.

Consejo nº 2. - Intenta no utilizar la palabra "no" con demasiada frecuencia.

La palabra "no" parece entrar muy pronto en el vocabulario de los niños pequeños. Probablemente sea porque la escuchan a menudo. Piensa en cuántas veces al día dices "no". Los niños pequeños también aprenden pronto a decir la palabra "no". Empiezan a darse cuenta de que también tienen sentimientos, necesidades y deseos. El comportamiento asertivo viene con la palabra "no". Los padres pueden intentar predicar con el ejemplo y no decir que no a todo. Piensa en algunas alternativas e intenta convertir lo negativo en positivo con la forma de decir las cosas. Las distracciones y los comportamientos alternativos funcionan bien. En lugar de decir "No saltes en la cama", dile descansemos en la cama y hagamos una pequeña siesta. Representa el comportamiento y ríanse juntos. Haz que las tareas cotidianas sean divertidas.

Consejo nº 3. - No excluyas a los niños pequeños de las tareas cotidianas.

Es mucho más fácil hacer las cosas rápidamente y las tareas cotidianas están fuera del camino. En lugar de decir no hagas esto o no hagas aquello, intenta incluir a tu hijo. A los niños pequeños les gusta participar, y ayudar en la casa tiene muchos beneficios para los niños en crecimiento. Desarrolla el respeto y la sensación de formar parte de la familia. Empezar desde una edad temprana es un paso en la dirección correcta. Busca pequeñas cosas que tu hijo pueda hacer y dale una respuesta positiva a la acción, como un elogio por ayudar. Mi hijo pasó por una fase de superhéroe y nos convertimos en héroes súper útiles. Hice capas de héroe para que se las pusiera mientras ayudaba, y convertir las tareas en un juego añadió valor a la actividad.

En el papel de padre, uno quiere ser la persona de la que habla Babe Ruth. La leyenda del baloncesto dijo,

"¡Es difícil vencer a una persona que nunca se rinde!"

También es difícil ser la persona que nunca se rinde, el padre que está dispuesto a seguir intentando comprender cómo funciona el comportamiento de los infantes. ¿Por qué los niños pequeños son desafiantes? ¿Hay una manera de entender este comportamiento?

La respuesta es sí, hay formas de entender el comportamiento desafiante. Los niños pequeños no tienen suficiente vocabulario para expresarse con claridad, pero tienen un lenguaje corporal muy fuerte. Son muy egocéntricos y a veces incluso prepotentes. Echa un vistazo a la comunicación típica de los niños pequeños a través del lenguaje corporal. ¿Qué significan realmente estas diferentes posturas?

Descifrar el código de comunicación de los niños pequeños.

Tirar de la camisa o del vestido por encima de la cabeza para esconderse cuando conocen a una persona nueva.

Esta acción es un signo de ansiedad. El niño está nervioso por conocer a alguien nuevo y siente que si no puede ver a la nueva persona, ésta no puede verle a él. Esto hace que el niño se sienta seguro.

¿Qué debes hacer?

Tranquilizar a tu hijo y ayudarle a que se adapte a la nueva persona. Fomentar la conversación y el apoyo durante este tiempo.

Tu hijo no establece contacto visual contigo.

Mira hacia otro lado o baja la cabeza.

Esta acción muestra vergüenza. Es una señal de que se siente avergonzado por algo que puede haber hecho. Sabe que puede haber hecho algo que te desagrade.

¿Qué debes hacer?

Pregúntale a tu hijo si tiene que enseñarte algo. Esto puede llevarle al lugar donde ocurrió el accidente. Cuando sepas de qué se trata, intenta no reaccionar de forma exagerada, y más bien habla de lo que han hecho y de cómo ha sucedido. Quieres que tu hijo sienta que puede compartir contigo las cosas que le preocupan.

A la hora de acostarse, tu hijo insiste en apilar todos sus juguetes en la cama.

Tu hijo empieza a utilizar ideas imaginarias. Puede tener miedo, pero al mismo tiempo finge estar protegido por los juguetes.

¿Qué debes hacer?

La imaginación es algo que hay que fomentar. Es una de las habilidades de pensamiento de orden superior. Intenta sugerir que tres juguetes serán suficientes y ayuda a tu hijo a elegir los tres mejores para la tarea de protegerle.

El comportamiento caprichoso es muy vergonzoso.

¿Por qué los niños pequeños manifiestan un comportamiento tan chocante? Nueve de cada diez veces es para llamar tu atención. Sí, una atención negativa es a menudo mejor que ninguna atención. Tu hijo puede estar aburrido, cansado o incluso hambriento.

¿Qué debes hacer?

Aborda los tres temas mencionados anteriormente si cree que pueden ser la causa del comportamiento. Si estás de excursión, lleva siempre una bolsita con juguetes o libros que le distraigan. Juega con tu hijo a otro juego. Si crees que se trata de un auténtico comportamiento travieso, tómate un tiempo con tu hijo y dile con suavidad, pero con firmeza, que romper los juguetes y ser brusco no está bien.

Comportamiento pegajoso y excesivamente posesivo.

¿Por qué los niños pequeños se convierten de repente en enredaderas que se aferran? Se aferran a tus piernas cuando intentas caminar o tiran de tu chaqueta. Se aferran a ti con la determinación de no separarse nunca. Tu hijo podría estar diciéndote que necesita pasar más tiempo contigo. ¿Has estado fuera o acaba de empezar a jugar en la escuela? Puede haber varias razones por las que tu hijo intente demostrarte que necesita más tiempo contigo.

¿Qué debes hacer?

Piensa en los diferentes problemas o circunstancias que podrían estar exigiendo tu tiempo más que en el pasado. ¿Qué ha cambiado y cómo puedes demostrar a tu hijo que puedes dedicarle tiempo y gestionar también los cambios?

Bromas extrañas como desnudarse para darse un chapuzón en el estanque de los patos.

Introducir objetos extraños como guisantes en las orejas, beber agua de la bañera y cubrirse de barro. Esto es la exploración en su máxima expresión, siempre que no sea peligrosa.

¿Qué debes hacer?

Ríete y disfruta del momento. Capta la escena con tu cámara y compártela con los abuelos de tu hijo. Haz que tu hijo participe en el momento divertido y rían juntos. La paternidad puede tener sus momentos de alivio cómico.

Toda esta rebeldía y comportamiento difícil forma parte del crecimiento. Es el momento del desarrollo de un niño pequeño en el que empieza a darse cuenta de que puede tener cierto control sobre su mundo. Una de las formas de afirmar el control es desafiarte. Los niños pequeños necesitan empezar a hacer cosas por sí mismos y ganar confianza. Enfrentarse a su cuidador principal es el comienzo de esta capacidad para ganar independencia. Sin embargo, hay que establecer límites y fronteras. Hay que estar preparado para mostrar empatía y animar a los niños a hablar de sus sentimientos. Ofrece opciones, pero asegúrate de que van en la dirección correcta. La elección del pijama, por ejemplo, sigue llevando a la cama. Decide el objetivo final y trabaja para conseguirlo.

Mantener las rutinas es muy importante para los niños pequeños. Mantén los horarios y el orden normal de las cosas que haces. A los niños pequeños no les gustan los cambios. En el momento en que intentes hacer algo con prisas y fuera de su rutina, tu hijo se mostrará desafiante y podría tener una rabieta. Si tienes que hacer algo fuera de la rutina, asegúrate de que esté preparado. Añade algo divertido o, si vas a salir, llévate un juguete o un libro.

Ayudar a tu hijo a entender los sentimientos es otra forma de ayudarle a superar esta fase. Ayúdale a aprender sobre la ira, la tristeza, la felicidad y la soledad. Los libros son una herramienta maravillosa para ayudar a los niños pequeños a aprender sobre los sentimientos.

Estos libros están disponibles en Amazon:

El Monstruo de los Colores por Anna Llenas - Es un libro ilustrado y muy apropiado para esta edad.
Así Es Mi Corazón – Un libro de sentimientos de Jo Witek.
Mis Días de Muchos Colores por Dr Seuss.
El Libro de los Sentimientos por Todd Parr.

Los libros y los cuentos son herramientas maravillosas para ayudar a los niños a entender sus sentimientos.

En este primer capítulo se puede decir que comprender los años y los logros de los niños pequeños es una parte muy valiosa de la crianza. Empezamos reconociendo que el conocimiento es poder. Conocer la verdad que hay detrás de los logros y el comportamiento ayuda a mantener la crianza en los primeros años en perspectiva.

Nelson Mandela, que sabía prepararse para su largo camino hacia la libertad, dijo

"Recuerda celebrar los logros mientras te preparas para el camino que tienes por delante".

Toma estas ideas y tus propias metas personales para avanzar en tu viaje como padre y alcanzar metas que celebrar en el camino.

2

HABLAR Y EXPLICARLE LAS COSAS A TU HIJO

"El mundo es un escenario. Y los hombres y las mujeres simplemente actores. Tienen sus salidas y entradas; y un hombre en su tiempo representa muchos papeles".

— WILLIAM SHAKESPEARE

A prender a comunicarte con tu bebé y niño pequeño te hará sentir pronto como un actor. Ha llegado el momento de ponerse el sombrero y la capa y pisar el escenario. Un escenario metafórico, en el que tú y tu hijo interpretarán distintos papeles a medida que se vayan conociendo y comprendiendo. Este nuevo mundo de la comunicación requiere un poco de actuación y teatro amateur. Aprender a comunicarse con un niño pequeño requerirá perder algunas inhibiciones y aprender a pronunciar discursos cómicos, soliloquios, conferencias, algunos cantos en solitario, tal vez un dúo o dos. Su mundo podría convertirse fácilmente en un escenario a medida que aprende diferentes habilidades de comunicación.

La comunicación comienza desde el día en que traes a tu hijo al mundo. En el momento en que te entregan tu pequeño bulto de humanidad estás preparado para conocer al otro. El intercambio de miradas, los suaves sonidos de tu voz y la forma de tocar a tu bebé son signos de comunicación. Tu bebé hará ruidos de llanto y pronto sabrás lo que significan. El hambre, el malestar o la necesidad de atención son elementos básicos de comunicación. Cuando tu bebé te devuelve los primeros sonidos de enfado y balbuceos, te sientes totalmente eufórico. Es instintivo devolverle el complemento y balbucear también. Has iniciado tu primera "conversación" con tu bebé.

Jim Henderson, creador de los Muppets y del programa de televisión Calle Sésamo, dijo lo siguiente

> *"Las personas más sofisticadas que he conocido tenían una sola cosa en común: estaban en contacto con su niño interior".*

Es exactamente dónde quieres estar cuando empieces a comunicarte con tu hijo. Pierde las inhibiciones e imita las vocalizaciones del bebé. La voz aguda y chirriante que muchas personas utilizan para hablar del bebé suena más nutritiva. El bebé relaciona este sonido con ser nutrido. Aprender a hablar a un bebé y a un niño pequeño es entrar en contacto con tu niño interior.

¿Cómo se desarrolla el habla del bebé desde el nacimiento hasta el año? Es interesante observar las líneas de tiempo, pero los padres deben recordar que cada niño es un individuo y que los tiempos pueden variar.

De uno a tres meses:

A tu bebé le encanta oír tu voz. Los bebés pueden enfadarse y balbucear y es posible que oigas un sonido vocálico como "ooh". Sonreír en respuesta a tu voz es una recompensa en esta fase. ¿Sabías que no es demasiado pronto para empezar a leer cuentos a esta edad? El sonido de tu voz leyendo ayuda a estimular el cerebro. Cantar canciones sencillas para calmar al bebé es una buena idea. Prueba con una nana suave.

De cuatro a siete meses:

Tu bebé es más consciente de los sonidos y a esta edad observa las reacciones de sus padres. Murmuran y hacen ruidos más fuertes. Puedes empezar a mirar libros ilustrados, como los de cartón o los de tela. Elige los que tengan dibujos sencillos y di la palabra correspondiente al dibujo.

De ocho a doce meses:

Los ruidos que hace tu bebé empiezan a ser más claros. Puede oírse Ma-ma y da-da con un ga-ga entre medias. La interacción contigo es muy divertida. Puede saludar, aplaudir, soplar besos y hacer otros gestos sencillos. Todas estas interacciones forman parte de la comunicación.

Al entrar en el siguiente año de desarrollo, ha llegado el momento de entrar realmente en contacto con el niño que llevas dentro. ¿Recuerdas cómo era tu infancia? ¿Qué cosas recuerda haber hecho para fomentar el desarrollo del lenguaje? Todas esas divertidas canciones infantiles sin sentido te refrescarán la memoria y ahora podrás jugar con tu hijo.

Hay rimas muy queridas como la de la torta y la del cerdito que fue al mercado. Garantizan risas y chillidos de alegría. Hay muchas más rimas infantiles que puedes aprender a decir y realizar las acciones. La imitación es una buena manera de aprender. Prueba a hacer algunos movimientos sencillos de baile con palmas. A los niños pequeños les encanta bailar y unirse a la fila del coro.

Otra forma de fomentar el lenguaje es hablar de lo que estás haciendo mientras realizas diferentes actividades. Di en voz alta lo que estás haciendo para bañar o vestir a tu hijo. Habla de los alimentos que come. Señala las cosas que ve en el jardín o en el camino. Los niños pequeños pueden empezar a aprender los colores y a contar algunos números. La mayor parte de su aprendizaje será por imitación, pero poco a poco el significado y la memoria crecerán, y se desarrollará un vocabulario más amplio.

Aprender las palabras y asociarlas a los objetos es el primer paso para aprender un idioma. Los libros ilustrados son muy valiosos. Pronto tu hijo será capaz de identificar las imágenes, y entonces, podrás añadir ruidos de animales o casas de animales para aumentar el vocabulario y empezar a asociar palabras. A los niños también les encantan los libros desplegables y los libros sonoros. Nunca se cansan de escuchar una historia vieja favorita una y otra vez.

De la misma manera que los actores aprenden su oficio, los padres pueden aprender a ser buenos oradores y, lo que es igual de importante, pueden aprender a escuchar.

Nicole Kidman, durante una entrevista sobre la actuación, dijo que un actor debe tener voluntad y dedicación y ser capaz de adaptarse. Reconoció la necesidad de adaptarse, porque en la actuación los personajes son siempre diferentes. En su etapa de desarrollo de las habilidades de comunicación estar listo para aprender a prestar atención y cómo animar a la audiencia, su niño.

Una de las adaptaciones más importantes que tendrás que hacer es encontrar las habilidades de escucha adecuadas para lidiar con un niño pequeño. Un niño que se está convirtiendo en una personita, que se inicia en el ámbito de la comunicación, necesita sentir que le estás escuchando. La escucha activa es una de las partes más importantes de ser un buen oyente. Esto significa aprender a participar físicamente en la escucha. Participa con el interlocutor y hazle saber que le estás escuchando de verdad. Tienen tu atención. En esta era moderna de la tecnología, es muy fácil distraerse. El teléfono móvil es probablemente el elemento tecnológico que más nos distrae. La tentación de escuchar o mirar lo que está sucediendo, ahí mismo en tu mano, en tu teléfono móvil es una enorme distracción para ser un oyente activo.

¿Qué es un oyente activo? Aquí algunos puntos a tener en cuenta.

- El primer paso para ser un oyente activo es ponerse en modo de escucha.
- Es necesario que te comprometas con la persona que está hablando.

- Muéstrale que le estás escuchando manteniendo el contacto visual.
- Asiente con la cabeza y haz pequeños comentarios a lo largo de la conversación.
- Haz preguntas sobre el tema que se está tratando.
- No critiques, interrumpas ni juzgues a la persona que estás escuchando por pequeña que sea.
- Contrólate a lo largo del camino, si te sientes aburrido, distraído o sientes que estás perdiendo el tiempo, entonces no estás escuchando realmente.

Tus acciones, tus expresiones faciales y tu lenguaje corporal forman parte de la escucha activa. Ser un buen oyente fomenta la autoestima y la confianza en el niño al que escuchas.

Sin embargo, hay un límite que puedes estar diciéndote a ti mismo. ¿Cómo dejar que los niños hablen y ser un buen oyente, pero al mismo tiempo tener en cuenta que a veces es necesario un botón de pare? La vida es un acto de equilibrio en muchos sentidos. Dejar que tu hijo tenga tiempo para ocupar el centro del escenario y reconocer que otras personas necesitan tener su turno, es una importante habilidad para la vida.

A medida que los niños adquieren más confianza en sus habilidades lingüísticas y desarrollan más vocabulario, pueden empezar a interrumpir o dominar la conversación. ¿Qué hacer si ves que tu hijo cae en esta categoría de hablar demasiado? Es conveniente frenar su conversación con algunos recordatorios suaves de que los demás también necesitan su turno. Aquí algunas ideas.

1. Ten paciencia, porque al fin y al cabo quieres fomentar el desarrollo del lenguaje. Ten una señal secreta que puedas compartir con tu hijo para decirle que es el turno de mamá o que es hora de dejar hablar a otra persona.
2. Enséñale a tu hijo que es importante respetar los turnos, incluso al hablar. Ayuda a tu hijo a preguntar amablemente si puede hablar contigo cuando esté con otras personas. Tal vez pueda decir "disculpe" o "puedo hablar con usted" y esperar amablemente mientras usted se asegura de que tiene su turno. Es importante responder a esta petición o su hijo se impacientará, y la idea no funcionará eficazmente.
3. Elogie a su hijo por sus ideas interesantes. Si se trata de algo que claramente les interesa mucho, tómate el tiempo de buscar otra información o libros sobre el tema. A los niños les encantan los dinosaurios, por ejemplo, y decir esos complicados nombres es muy divertido. Es increíble cómo se acuerdan de cómo decir Tyrannosaurus Rex, pero se olvidan de dar las gracias.

Ahora te sientes preparado para mantener algún tipo de conversación con tu hijo. ¿Cómo iniciar estos momentos de conversación y cómo ayudar a tu hijo a ser capaz de participar en la conversación contigo? El primer paso es aumentar el vocabulario de tu hijo. Sin las palabras para decir algo no habrá conversación. En un entorno adecuado, los niños amplían su vocabulario a gran velocidad. En pocas palabras, al hablar se aprenden nuevas palabras.

Aquí algunas sugerencias y formas de ayudar a construir el vocabulario y fomentar las conversaciones.

Lean juntos libros ilustrados.

Señala los dibujos y di las palabras. Haz que tus experiencias de lectura sean lo más interactivas posible. A los niños de esta edad les encanta la repetición. Haz que tu hijo te copie y diga como un loro los nombres de las cosas que aparecen en el libro. Los libros de cartón resistentes son ideales para esta actividad. Utiliza los libros ilustrados para que juegue a imitarlos. Haz los ruidos de los animales, sé el granjero que planta la semilla, conduce el coche y el autobús de los dibujos. Uno de mis libros favoritos para este tipo de actividades es la serie Richard Scary. Hay muchas cosas que suceden en cada imagen. Busca un personaje que te guste en los dibujos y ve lo que hace ese personaje cada vez que pasas la página. Lowly Worm es un miembro muy entrañable de las historias de Richard Scary y encontrarlo en la imagen es muy divertido para todos.

Hagan cosas juntos y hablen de la actividad:

Hagan un esfuerzo por hablar de lo que están haciendo y compartir una experiencia juntos. Hornear es una forma maravillosa de compartir una actividad juntos. El placer de mezclar los ingredientes y hornear las galletas. Lamer el bol y extender la masa fomenta el desarrollo del vocabulario. Luego, cuando las galletas estén hechas, haz una fiesta de té e invita a otros miembros de la familia a participar.

Cantar canciones:

Las canciones son una forma maravillosa de alegrarse y aprender por repetición. Hay canciones de acción estupendas que ayudan a aprender vocabulario. Las canciones infantiles tradicionales y las nuevas que los niños aprenden en la guardería o de sus hermanos mayores son siempre formas alegres de ampliar el vocabulario. Canciones como El viejo McDonald también pueden ser creativas, ya que tu hijo aprende los animales y los ruidos que hacen.

Aprender a utilizar palabras sensoriales:

Los niños pueden empezar a entender sus sentimientos a través de las palabras sensoriales. Las palabras táctiles, gustativas y olfativas pueden fomentarse mediante la participación en la cocina. Hablar de cómo se sienten las cosas puede desarrollarse con la puesta en marcha de una bandeja sensorial. Coloca diferentes cosas en la bandeja para que tu hijo sienta las texturas suaves, lisas y rugosas. Asegúrate de que los objetos de la bandeja no puedan tragarse. Evita cualquier cosa con la que pueda atragantarse. Una forma muy fácil de comprobar si un objeto es lo suficientemente grande como para no suponer un peligro de asfixia es tomar un rollo de papel higiénico y ver si el objeto pasa a través del rollo de cartón. Si el objeto no pasa a través del rollo, entonces no es un peligro de asfixia. Este sencillo método puede aplicarse también a los primeros juguetes.

El sentido del oído se desarrolla a través de los juguetes musicales. El xilófono o las maracas y los tambores proporcionan una buena gama de sonidos. Escuchar sonidos pregrabados de animales o ruidos de tráfico ayudará a desarrollar el sentido del oído. Puedes dar un paseo por la naturaleza o visitar una granja y poner a prueba los cinco sentidos.

Los juegos desarrollan el lenguaje:

Hay muchos juegos adecuados para desarrollar las habilidades lingüísticas. El "veo veo" es un buen ejemplo. Cuando los niños son pequeños y no conocen las letras, lo mejor es utilizar los colores para encontrar los distintos objetos. Dígale a su hijo que está buscando algo rojo, por ejemplo. Dígale: "Veo con mi ojito algo rojo". Obviamente, este juego depende de que tu hijo conozca los colores.

Rompecabezas de libros e imágenes:

Los libros con rompecabezas de imágenes como la búsqueda de objetos ocultos son buenos desarrolladores de vocabulario. En la etapa preescolar, los niños aprenden la percepción de las figuras, que consiste en buscar imágenes entre otras imágenes. Esta es una parte importante para aprender a distinguir las letras más adelante. Inicie los rompecabezas y los debates en torno a las imágenes desde el principio para desarrollar el vocabulario y la percepción visual.

Títeres:

Los títeres son pequeños compañeros maravillosos y también maestros. Ten una cesta de marionetas de mano para jugar y utilizarlas en conversaciones interesantes. A tu hijo le resultará más fácil actuar o tener conversaciones imaginarias jugando con un títere. Los títeres pueden decir lo que quieren y tal vez ayuden a resolver algunas frustraciones que tu hijo pueda estar experimentando. Los padres también pueden utilizar los títeres como portavoces. El lenguaje y el vocabulario se fomentan mediante la representación de cuentos y obras de teatro con marionetas. Los títeres son una gran actividad para los días de lluvia, ya que pueden entretener a la familia en lugar de la televisión. Lleva a tu casa espectáculos en vivo y deja que tu hijo participe.

Títeres "Peek-a-boo":

Los juegos en los que las marionetas aparecen y desaparecen son uno de los primeros juegos interactivos a los que pueden jugar los niños. Las marionetas que se esconden en conos de tela y salen de su escondite pueden entretener a un niño pequeño durante horas. El hecho de saber que un juguete puede aparecer y desaparecer es un logro importante en el desarrollo del niño. El conocimiento de que algo puede aparecer y desaparecer se denomina permanencia del objeto. Es el comienzo de la comprensión de que si algo se esconde, sigue siendo un objeto y puede volver al juego.

Espectáculos de títeres y cuentacuentos:

Los títeres tienen el potencial de mejorar la alfabetización a través de la puesta en escena de pequeñas obras de títeres o la narración de historias. Muchos niños se sienten más seguros cuando tienen una marioneta a su alcance. Si no tienes marionetas, una simple bolsa de papel con una cara divertida en la parte delantera puede servir de marioneta. Un calcetín viejo se transforma en una animada marioneta de calcetín y tu hijo tiene la oportunidad de crear la marioneta y luego jugar con ella también.

Mantener conversaciones con tus hijos puede ser muy entretenido y también enriquecedor. Aquí hay una que puede hacer que una madre muy exigente sienta que sus habilidades como madre son bastante pretenciosas.

Hijo: Mamá, ¿por qué los malos siempre intentan ganar?

Mamá: Bueno, quieren ser los jefes y poner todas las reglas.

Hijo: ¡Entonces deberían intentar ser madres!

Los pequeños pueden ser muy astutos cuando se trata de manejar la casa. Sin embargo, hay un área de la casa y del hogar que necesita ser atendida y un área donde los buenos hábitos son importantes. Se trata de la higiene personal. Los niños no aprenden automáticamente a ser responsables de su limpieza. Los padres deben enseñárselo a sus hijos, y predicar con el ejemplo.

La higiene personal empieza por aprender a lavarse las manos. Enseña a tu hijo a lavarse las manos en momentos especiales. Asegúrate de que el cuarto de baño sea fácil de usar para un niño pequeño. Un taburete para ponerse delante del lavabo. Un paño y jabón para usar y una toalla para secarse las manos. Al principio, tu hijo necesitará ayuda para esta actividad, y también recordatorios. Una tabla con dibujos que indique cuándo hay que lavarse las manos ayudará a captar el mensaje para un niño pequeño que aún no sabe leer. Enséñale a llenar la palangana con el agua suficiente, y a utilizar el jabón para enjabonarse las manos, enjuagarlas, secarlas y dejar la palangana limpia para la siguiente persona.

Las áreas de higiene personal incluyen:

- Lavado de manos.
- Baño.
- Higiene bucal.
- Cuidado del cabello.

- Aseo rutinario.
- Riesgos de estornudos y tos: taparse la boca.
- Limpieza de las uñas de manos y pies.
- Baño:

Al principio, el baño será una actividad en la que ambos participen. La hora del baño puede ser muy divertida, con juguetes y burbujas, y una forma estupenda de terminar el día. Enseña a tu hijo a lavarse todas las partes importantes de su cuerpo, y ayúdale con las zonas que creas que no es capaz de lavarse al principio. Una alfombra antideslizante en la bañera es una gran ayuda para evitar que tu hijo se resbale en el agua del baño. Secarse después del baño es otro aspecto del aprendizaje de la rutina del baño. Aprovecha también este momento para desarrollar el lenguaje, hablando de lo que haces en cada parte de la rutina.

Higiene bucal:

Puedes empezar a acostumbrar a tu hijo a tener un cepillo de dientes en la boca y enseñarle a cepillarse. Hacer que la higiene dental forme parte de la rutina matutina y nocturna garantiza que se mantenga. Incluya el cepillado de la lengua y frote también el paladar. Habrá que insistir en la importancia del cepillado dental cuando lleguen los segundos dientes. Los niños pueden aprender a usar el hilo dental cuando puedan realizar esta actividad más difícil. Una introducción temprana al dentista de la familia para visitar y experimentar el sillón dental ayudará a preparar a tu hijo para las revisiones dentales.

Tos y estornudos:

Cubrirse la boca y la nariz al toser o estornudar es un hábito muy bueno para enseñar a tu hijo. Los estornudos y la tos propagan fácilmente las enfermedades en el aire. Al mismo tiempo, puedes enseñar a tu hijo cómo se propagan los gérmenes a través de los ojos, la nariz y la boca. Poner las manos sucias en estos lugares propaga los gérmenes. Hurgarse la nariz es un hábito en los niños pequeños, que propaga los gérmenes en las fosas nasales.

Cuidado del cabello:

Lavar y cepillar el cabello suele formar parte de la rutina del baño. A los niños pequeños no les gusta mucho que les laven el pelo. Intenta suavizar la experiencia con un champú para bebés que no pique los ojos. Si tu hijo pequeño usa uno, existen viseras para la ducha, que evitarán que el agua le entre en los ojos. Un accesorio para los grifos hará que la actividad de lavar el pelo sea menos traumática.

El aseo rutinario:

Las rutinas para ir al baño forman parte de toda la experiencia de aprendizaje que conlleva el entrenamiento para ir al baño. Los detalles sobre cómo enseñar a tu hijo a usar el orinal y, posteriormente, el inodoro, se tratan con más detalle más adelante en este libro. Las partes esenciales del entrenamiento para ir al baño, para la rutina higiénica, serán lavarse las manos y mantenerse limpio mientras se usa el inodoro o el orinal. El entrenamiento y las rutinas son diferentes para los niños y las niñas, pero la esencia de la limpieza es el mensaje importante que hay que compartir mientras se lleva a cabo el entrenamiento.

Cuidado de las uñas:

Las uñas deben cortarse y limpiarse porque son los lugares ideales para que la suciedad y los gérmenes vivan y crezcan. Los niños pequeños necesitarán ayuda para cortarse las uñas. Se les puede enseñar a utilizar un cepillo de uñas y a fregarse las uñas sucias mientras se bañan.

Introducir a los niños en los buenos hábitos de higiene es una importante habilidad para la vida y, aunque es un asunto serio por razones de salud, el baño y el lavado pueden ser también momentos divertidos con melodías pegadizas y juguetes de baño para fomentar experiencias de baño alegres.

La hora del baño puede ser también una oportunidad para superar el miedo al agua, y enseñar a los niños a hacer burbujas en el agua soplando y no inspirando. Es un buen ejercicio de preparación para la natación.

Aprovecha la hora del baño para crear un vínculo afectivo y una oportunidad para hablar del día y de los momentos más destacados que tu hijo pueda recordar. Al final del baño, tendrás la oportunidad de abrazar a tu hijo con una toalla mullida.

Ahora ya están preparados para el último acto del día, el telón, y la hora de acostarse.

II

PLAN PARA DISCIPLINAR A LOS NIÑOS SIN CULPA

3

APOSTAR POR LA CRIANZA POSITIVA PUEDE LLEVARTE AL MÉTODO DE DISCIPLINA SIN CULPA

Ser padres positivos y sentirse libres de culpa es algo que todo padre querría cultivar. Hacer crecer a los niños que dan alegría a los padres y se convierten en ciudadanos íntegros de la sociedad es un objetivo por el que merece la pena luchar. La jardinería y el sentimiento de cercanía a la naturaleza tienen algunos paralelismos interesantes con la crianza de los hijos.

He aquí una pequeña rima para hacerte reflexionar sobre la proximidad a la naturaleza y el desarrollo de tus filosofías parentales. Es un consejo para un jardinero.

> Cultiva guisantes de mente,
> Aplastar el egoísmo
> Nabo para ayudar al prójimo
> Y haz tomillo para los seres queridos.

La crianza positiva y la disciplina sin culpa van definitivamente de la mano para ayudar a padres e hijos a crecer en la dirección correcta. ¿Qué recuerdos tienes de la disciplina mientras crecías? ¿Qué significa la disciplina para ti?

Me puse a pensar seriamente en la disciplina que experimenté de niña, y luego en la versión modificada de esa disciplina que utilicé en mi crianza. Supongo que todos somos el resultado de nuestras experiencias infantiles, pero con la investigación y una mayor comprensión de cómo se desarrollan los niños hoy en día los estilos de crianza han cambiado.

A medida que crecíamos, los castigos eran más bien corporales. Unas nalgadas, en lugar de una paliza, parecían aceptables. La expresión favorita de los padres era "ahorra la vara y malcría al niño". Los padres que no aplicaban castigos corporales eran considerados demasiado blandos con sus hijos, demasiado progresistas. Se esperaba que los niños fueran vistos y no escuchados o que se les pusiera en el "rincón de los malos", con la nariz pegada a la pared. Casi se les humilla por lo que han hecho. La crianza anticuada no fomentaba el razonamiento con los niños. No tenía en cuenta que los niños pasaban por diferentes etapas en su desarrollo. Los padres no se daban cuenta del efecto que tenían los castigos corporales en sus hijos, pero realmente no se ofrecían alternativas. Los estilos de disciplina se transmiten de una generación a otra.

Una cosa que tienen en común la jardinería y los niños es que el cuidado de un jardín, y la crianza de los hijos, requiere aprendizaje y capacidad de adaptación.

"La jardinería es aprender, aprender y aprender. Eso es lo divertido. Siempre estás aprendiendo"

— HELEN MIRREN

La crianza de los hijos entra en el mismo ámbito. Los padres siempre están aprendiendo sobre sus hijos y sobre la crianza. Al igual que la jardinería, las estaciones cambian, las malas hierbas se eliminan y hay que podar. El cuidado es importante y el riego también. La jardinería es una ocupación continua. La crianza de los hijos te mantiene ocupado. Sin embargo, con el conocimiento y la comprensión hay muchos momentos de alegría cuando tus hijos florecen, y crecen hasta convertirse en adultos sanos.

¿Qué tipo de semillas quieres sembrar? ¿Semillas de crítica, negatividad, ira y frustración? Eso es lo que puede hacer la crianza negativa. En los estudios actuales sobre el desarrollo infantil y la forma en que los niños responden a diversas formas de disciplina, los psicólogos han descubierto que la disciplina física dura da lugar a niños enfadados y desafiantes cuando crecen. A los niños se les obligaba a seguir ciegamente la línea de la crianza dura. Afortunadamente, los padres de hoy no tienen que criar a sus hijos con estilos de crianza duros y dictatoriales.

La crianza positiva es una de las formas más esclarecedoras de la crianza de los hijos, y se ofrece a los padres a través de los ojos de psicólogos y profesionales que han estudiado el tema y comparten de buen grado sus conocimientos. A través de la crianza positiva se puede disfrutar de una de las partes más satisfactorias y gratificantes del ciclo de la vida. La crianza positiva es la forma de enfocar la crianza de tu hijo en el mundo actual, lleno de más obstáculos que tus padres, o sus padres antes de ellos.

"Los niños, los matrimonios y los jardines reflejan el tipo de atención que reciben".

Una cita de H. Jackson Brown Jr, un autor estadounidense, que escribió un best seller inspirador llamado Pequeño Libro de Instrucciones para la vida.

También escribió: "Vive de manera que cuando tus hijos piensen en la justicia, el cuidado y la integridad, piensen en ti". Esta podría ser la esencia de la crianza positiva. Se trata de un legado que pasas a tus hijos a través de la forma en que los educas. De forma positiva, les ayudas a crecer aprendiendo sobre el respeto, a hacer amigos, a tomar decisiones sabias y a aceptar que sus acciones tienen consecuencias. La resistencia, la honestidad y una buena ética de trabajo son otros subproductos de la crianza positiva.

¿Qué es exactamente la crianza positiva? A continuación, se exponen algunos aspectos básicos del concepto antes de profundizar en la crianza de los hijos de forma positiva.

- La crianza positiva consiste en enseñar, guiar, cuidar, liderar y alimentar.

- Es atender las necesidades de los niños con una buena comunicación.
- La crianza positiva no es violenta y tiene que ver con las relaciones positivas.
- Los padres positivos proporcionan afecto y seguridad emocional.
- Premia los logros y apoya el interés superior de los niños.
- La crianza positiva establece límites que apoyan el respeto mutuo.
- Se esfuerza por enseñar la disciplina de forma que fomente la autoestima y sea coherente.
- La felicidad es el objetivo principal de la crianza positiva y en ella participan todos los cuidadores, los miembros de la familia y los familiares y amigos.
- La crianza positiva es reflexiva, amable y cariñosa, pero no permisiva.

Las investigaciones de las organizaciones dedicadas a la crianza de los hijos y de los psicólogos indican que existen pruebas de los resultados positivos relacionados con la salud emocional y las habilidades sociales a través de la crianza positiva. El éxito académico, la creación de niños seguros de sí mismos y el crecimiento intelectual y social se ven reforzados por la crianza positiva.

El castigo siempre parece la parte negativa de la crianza. La espina en el costado. ¿Quién será el lobo feroz y será el disciplinador?

> *"Podemos quejarnos porque los rosales tienen espinas o alegrarnos porque los arbustos de espinas tienen rosas"*
>
> — ABRAHAM LINCOLN

La mirada de la crianza de los hijos puede hacerte sentir que estás tratando con situaciones espinosas, y que tu disciplina se interpone en la relación con tu hijo porque siempre lo estás castigando. Sin embargo, con la crianza positiva y un cambio de paradigma de cómo funciona el castigo en la crianza positiva, puede ser capaz de mirar ese arbusto espinoso, su hijo, como un objeto de belleza y algo para ser disfrutado en su proverbial jardín de la vida.

El enfoque de crianza positiva de la disciplina significa que se tienen en cuenta las necesidades individuales de los niños. Los niños son tratados con empatía y respeto. La crianza positiva y el desarrollo del niño van de la mano. Los principios se ponen en práctica no sólo durante la infancia, sino como un marco para la vida del niño.

Las habilidades de crianza positiva trabajan para comprender el punto de vista del niño, pero al mismo tiempo comparten la empatía con las demandas de los padres. Establecer límites adecuados es un aspecto importante de este estilo de crianza. Los límites son las pautas de la disciplina positiva. Hay un equilibrio entre las necesidades de los padres y las del niño.

Aquí hay una tabla que muestra **lo que es** y **lo que no es la disciplina con la crianza positiva.**

Disciplina con crianza positiva es....	Disciplina con crianza positiva no es....
Una filosofía de crianza con un método estratégico que fomenta la idea de construir relaciones con tus hijos.	No se trata de una idea vaga y desestructurada de simplemente ser amable con tu hijo.
Establece límites que permiten a los padres mantener la calma y la paciencia.	No es floja y no planificada sin reconocimiento para los padres. No crea padres frustrados.
Pretende establecer conexiones reales entre padres e hijos, con el objetivo de conseguir la cooperación de los niños.	No se encarga de desconectarte de tu hijo mediante castigos duros o inapropiados
Es firme, pero se impone con comprensión y en un tono cariñoso. No avergüenza ni critica a los niños.	No es irracional o negativo. No es físico ni crítico.
Utiliza el concepto de tiempo dentro, no de tiempo fuera. El tiempo dentro consiste en construir y mantener una relación con tu hijo.	No existe el concepto de tiempo fuera como castigo. El tiempo fuera dice que usted, como padre, no es capaz de manejar la situación. El tiempo fuera es un enfoque muy negativo de la disciplina.
Fomenta la autoestima y el respeto.	El estilo de disciplina de los padres positivos no hace que los niños se sientan indignos y negativos sobre sí mismos.
El modelo de disciplina de los padres en positivo fortalece a los niños y fomenta la confianza en sí mismos, la fuerza de carácter y valiosas habilidades para la vida.	No aleja a padres e hijos. No elimina las oportunidades de establecer relaciones positivas para la formación del carácter.

Uno de los factores más importantes en torno a la crianza positiva es ser constructivo y establecer objetivos. Es conocido por formar el carácter y la fuerza.

Rudyard Kipling, el conocido autor del Libro de la Selva, dijo:

"Los jardines no se hacen cantando - ¡Oh, qué hermoso y sentado en la sombra!"

De la misma manera, un padre que se sienta frente a la cuna y contempla a su bebé, expresando lo hermoso que es el niño, sin un plan de crianza serio, no va a "criar" a un niño positivo, con buen comportamiento y responsable. La crianza positiva consiste en centrarse en la disciplina y en criar a un niño que respete a los demás, no por miedo, sino por conocer y seguir las pautas establecidas por sus padres.

Aquí nueve sugerencias a seguir que ofrecen pautas para aplicar la crianza positiva, y desarrollar una disciplina positiva.

1. Establecer límites:

Los límites son muy importantes porque establecen los parámetros con los que se va a trabajar. Saber que hay un límite protege a los padres y nutre a los niños. Los límites deberán ajustarse a medida que los niños alcancen diferentes etapas de su desarrollo, pero si se establecen algunos límites sencillos desde el principio, ya se está en el camino del éxito de la crianza positiva. Los límites harán que la necesidad de disciplina sea más fácil y lógica.

2. Tener consecuencias para los niños:

Los niños deben saber que las acciones tienen consecuencias. Si desobedecen o se niegan a escuchar instrucciones sensatas, habrá consecuencias. Puede ser algo sencillo, como no llevar una chaqueta cuando hace frío, lo que significa que pasarán frío fuera y no podrán jugar con sus amigos. Afrontar las consecuencias está estrechamente relacionado con los límites.

3. Evita las palabras hirientes que hacen que los niños se sientan avergonzados:

Los niños son sensibles a lo que se dice de ellos. Las palabras cortantes y poco amables con sarcasmo pueden ser muy hirientes y dañar la autoestima. Piensa bien lo que dices y cómo lo dices.

4. Fomentar las conexiones mediante el trabajo y el juego en común:

Crear una conexión de confianza entre tú y tu hijo es una parte muy positiva de la crianza. Quieres que tu hijo confíe en ti y respete tus decisiones. Establecer una relación positiva requiere tiempo y esfuerzo. Merece la pena el esfuerzo, ya que tu hijo querrá pedirte consejos más adelante, en su camino hacia la edad adulta.

5. Recuerde que debe ser coherente a la hora de aplicar los principios que valora como importantes:

Debes ser coherente a la hora de mantener las normas o los límites que has establecido. Habla con un tono de voz cariñoso pero firme. No dejes que tu hijo tome el control de la situación. Tú eres el padre.

6. Consolidar el buen comportamiento con comentarios positivos:

Notar y comentar las cosas buenas que hace tu hijo es una parte importante de la crianza positiva. Cuando veas que algo que ha hecho es una buena forma de comportamiento, di algo para mostrar que te has dado cuenta. Esto fomenta la autoestima y pone de relieve el comportamiento positivo que quieres ver.

7. Muestra respeto:

Póngase al nivel de su hijo a medida que va pasando por las distintas etapas de madurez, y reconózcalo demostrando que respeta sus esfuerzos. Muéstrale a tu hijo que tú también respetas a los demás. Si quieres que tu hijo sea bondadoso, tienes que ser amable con los demás, y modelar este tipo de comportamiento.

8. Trabaja en mostrar empatía:

Intenta comprender las razones que hay detrás de los distintos tipos de comportamiento. Si entiendes de dónde viene la acción, podrás empatizar con tu hijo en ese momento. La empatía significa ponerse en los zapatos de la otra persona.

9. Opta por el tiempo dentro y no por el tiempo fuera:

El objetivo de la disciplina positiva no es alejarlo de su hijo y apartarlo. El tiempo fuera aleja a los niños porque los separa de sus padres. No ayuda al niño a enfrentarse a su comportamiento negativo. Por el contrario, el tiempo de espera une a padres e hijos. Reconoce que hubo un comportamiento indeseable, pero juntos, padre e hijo, pueden intentar resolver la situación. El tiempo de reflexión no consiste en sonreír y reír, sino que es un momento serio en el que se examinan los límites cruzados o las normas de seguridad infringidas.

Una vez que empiece a investigar la crianza positiva, empezará a notar algunos de los beneficios de este estilo de crianza. Los padres dicen que experimentan menos problemas de comportamiento. Uno de los resultados más alentadores es la relación que se desarrolla entre padres e hijos. Es una relación más estrecha y un entendimiento entre ambas partes. Se crea una conexión continua dentro de las familias.

La disciplina positiva fomenta una mejor autoestima y una salud mental más positiva. Los niños criados en el molde de la crianza positiva tienen mejores habilidades sociales, y están más adaptados. El apoyo emocional es un componente clave de los niños bien adaptados, que sienten que se satisfacen sus necesidades.

Los niños aprenden del ejemplo de sus padres. Gritar a los niños, insultarles y castigarles físicamente no crea relaciones sanas entre padres e hijos. Los niños que se portan mal frustran constantemente a sus padres. Los padres deberían esforzarse por eliminar el "mal" de la mala conducta.

La mala conducta es, un comportamiento que sale mal. La acción es incorrecta, impropia o inapropiada. La mala conducta es una acción que no es aceptable para otras personas. Puede considerarse como una mala conducta, una travesura o un delito. Todas estas palabras tienen connotaciones negativas.

¿Qué pueden hacer los padres para eliminar el "mal" del "mal" comportamiento? Aquí algunas opciones prácticas para cambiar un comportamiento que se considera inapropiado.

- Tómate un momento para considerar el comportamiento, y aprovecha la oportunidad para enseñarle a tu hijo el comportamiento correcto. En otras palabras, convierta el incidente en una experiencia de aprendizaje. Reconoce el comportamiento que no te ha gustado y habla de cómo debe comportarse tu hijo para obtener su aprobación y portarse bien.

- Dedica tiempo a encontrar formas de fomentar la resolución de problemas. No encuentres siempre las respuestas para todo. Si surge una dificultad, ayuda a tu hijo a encontrar una solución positiva. Esto puede ayudar a superar algunos comportamientos frustrantes que podrían llevar a un mal comportamiento. En lugar de enfadarse porque algo no funciona, la resolución conjunta de problemas ayudará a tu hijo a pensar por sí mismo, o a pedir ayuda.
- Esté siempre dispuesto a reconocer los sentimientos. Si tu hijo está luchando contra la ira, la decepción, el dolor o la falta de autocontrol, tómate el tiempo necesario para reconocer sus sentimientos y comprender el problema subyacente.
- Aleja a tu hijo de la situación que provoca el mal comportamiento. Si se encuentra en una situación que está aumentando el mal comportamiento, saque a su hijo de ese entorno a un espacio más tranquilo. Puede ser apropiado volver a casa antes si está fuera y quiere evitar un conflicto en público. Demuestre que entiende la situación o la etapa de desarrollo en la que se encuentra. Tómate el tiempo necesario para reconocer que tu hijo está creciendo y que todavía está aprendiendo muchas cosas diferentes. Le estás ofreciendo apoyo y orientación, no críticas ni castigos.

El mal comportamiento, especialmente en un lugar público, es muy embarazoso para los padres. Hay razones por las que los niños aprovechan para portarse mal. ¿Sabías que una de las razones por las que los niños se portan mal en público es porque funciona? Es un comportamiento aprendido, y los niños pequeños son lo suficientemente astutos como para reconocer que este comportamiento les consigue efectivamente lo que quieren. Los lloriqueos y las rabietas son los comportamientos favoritos que les llevan a salirse con la suya. Si cedes a esta forma de mal comportamiento, te estarás convirtiendo en una vara para tu propia espalda. Establece los límites antes de ir de compras, por ejemplo, y asegúrate de que tu hijo no va a exigir todo lo que vea. Esta es una oportunidad para que, cuando sea mayor, le enseñes a tu hijo lo que es el dinero de bolsillo y a gastar lo que tiene disponible en ese momento.

El mal comportamiento puede ser el resultado de luchas de poder. Tu hijo quiere tener el control. Las discusiones y el comportamiento difícil son el resultado de que tu hijo no quiera hacer lo que se le dice. Elimina este comportamiento de búsqueda de poder dando a tu hijo dos opciones. Eso simplemente desactiva la situación y hace que tu hijo se decida por un comportamiento preferido. No se está oponiendo a ti porque le has dado una opción, pero sigue cumpliendo con la necesidad de completar una tarea que le has encomendado. Tal vez le hayas pedido que ordene sus juguetes. Dales la opción de recogerlos allí mismo, o antes de su programa de televisión favorito. La tarea se sigue realizando y usted ha evitado el mal comportamiento.

Elimine el mal comportamiento estando en sintonía con las necesidades de su hijo. La mayoría de los niños muy pequeños todavía quieren que se satisfagan sus necesidades primarias. La comida, el sueño y la comodidad son algunas de las más básicas. Es posible que tu hijo sólo quiera un poco de atención, pero que no tenga la capacidad de comunicación necesaria para indicarte sus necesidades básicas. Dedica tiempo a conocer estas necesidades básicas y a satisfacerlas. Esto podría quitarle la miseria al niño inquieto que en realidad sólo echa de menos el sueño, la comida, un pañal limpio o simplemente un abrazo de una mamá o un papá ocupados.

Es posible que malinterpretes los sentimientos de tu hijo, y esto podría provocar un mal comportamiento. Enseñar a los niños sobre los sentimientos y las emociones y cómo expresarlos les ayudará en algunas situaciones de gran carga emocional. Los libros son las herramientas perfectas para aprender sobre las emociones. Hay libros encantadores sobre los sentimientos, con imágenes y palabras que explican la emoción. Leer o mirar libros ilustrados es una forma estupenda de ayudar a tu hijo a entender los sentimientos.

El mal comportamiento puede deberse a que tu hijo está tratando de flexibilizar sus músculos y ser más independiente, pero en realidad aún no tiene las habilidades necesarias para ser una persona independiente. Los niños pequeños se sienten muy frustrados porque no son capaces de realizar algunas tareas sencillas. A menudo se les oye decir "yo lo hago" cuando intentan hacer muchas cosas de forma independiente. Aquí es donde tú, como jefe de filas, tienes que decidir si lo que tu hijo pequeño quiere y puede hacer es apropiado. Si tu hijo quiere llevar su capa de superhéroe al colegio y su máscara de héroe, y no es el día de los disfraces, ¿va a afectar su trayectoria escolar que siga adelante con esta muestra de independencia? No, no es así, así que deja que tu hijo vaya al colegio vestido con su traje de superman favorito. Simplemente ponle una muda y luego podrá cambiarse en el colegio si quiere. Esta es una situación en la que una cierta flexibilidad y el reconocimiento de la independencia no son un problema.

Aquí hay una idea. ¿Podrías ser tú, el padre, el causante del mal comportamiento de tu hijo?

Existe la posibilidad de que usted sea la razón del mal comportamiento. Considera estos escenarios y ponte en el lugar de tu hijo. Quizá sean trampas para padres que podrías evitar.

¡Demasiado ocupado!

No estás pasando suficiente tiempo, tiempo de calidad con tu hijo. Esto no significa horas y horas de tiempo en las que te distraes haciendo otras cosas. Sentarse en el suelo con Lego, pero leer tus correos electrónicos en el teléfono no es tiempo de calidad: estás distraído. Tal vez tu hijo te ha pedido que mires algo que ha hecho, pero tú sigues mirando tu teléfono y tus mensajes de texto. Tu hijo se frustra y atrae tu atención portándose mal.

¿Qué hacer?

Dedica un tiempo de calidad a tu hijo pequeño, especialmente si eres un padre que trabaja. Mantén el contacto visual, escucha atentamente, añade comentarios para interactuar y entabla una conversación. Luego, cuando hayas visto el factor sorpresa del momento, explícale a tu hijo que tienes otra cosa que hacer. Has pasado tiempo de calidad, no de cantidad.

¡Modelo de mal comportamiento!

Gritas en casa y tienes tu propio estilo de rabietas. Utilizas palabras malsonantes y en los días malos estás de muy mal humor, mostrando tu mal comportamiento delante de tu hijo pequeño. Los niños copian tu comportamiento.

¿Qué hacer?

Evita las muestras de mal comportamiento delante de tu hijo. Se trata de practicar lo que se predica cuando se trata del comportamiento que se quiere reforzar.

No satisfacer las necesidades básicas.

Los niños pequeños tienen algunas necesidades básicas sencillas. No las de necesitar juguetes o dulces, sino la necesidad de dormir, comer y estar cómodos. A una edad temprana se sienten enfadados porque esas necesidades no se satisfacen. Reconocer esas necesidades y atenderlas evitará las rabietas de los niños que saben que necesitan algo, pero no están seguros de qué es, ni de cómo decírtelo.

¿Qué hacer?

Ten una rutina a la que atenerte. En esa rutina tendrás en cuenta la hora de la comida, la de la siesta, la del juego, la del baño y la de la cama. Cumple la rutina para evitar el mal comportamiento.

Has puesto la vara muy alta.

Si esperas el estilo de comportamiento de un niño de diez años en el cuerpo de un niño de un año, tus expectativas son demasiado altas.

Los niños pequeños acaban de salir de la etapa infantil y no han crecido del todo, ni mental ni físicamente, ni mucho menos.

¿Que hacer?

Conoce las metas que tu hijo debería haber alcanzado y asegúrate de observar su capacidad en cada etapa de desarrollo.

En este capítulo se trataba de hacerte pensar en la línea de la crianza positiva, y en cómo este enfoque de la disciplina tiene beneficios para toda la familia. Al igual que el cuidado de un jardín, requiere algo de trabajo y diligencia.

Audrey Hepburn dijo una vez:

"Plantar un jardín es creer en el mañana".

La misma filosofía se aplica a la crianza positiva, porque formar una familia significa creer en el futuro, en el tuyo y en el de ellos.

4

DESAFÍOS DE LA CRIANZA POSITIVA CON LOS QUE TE ENCONTRARÁS

Todo el mundo está familiarizado con el dicho "Keep calm and carry on". ¿Sabías que el eslogan se originó en un cartel de la preguerra para levantar el ánimo de los británicos? Keep Calm and Carry On" era uno de los tres carteles que se publicaron en aquella época. 'Tu valor. Tu alegría' era el segundo, y un tercer eslogan era - 'Tu resolución nos traerá la Victoria'. Es el "Keep Calm and Carry On.... seguido de todo tipo de razones para mantener la calma, que ha sobrevivido desde antes de la Segunda Guerra Mundial.

Keep Calm and Carry on Parenting bien podría ser un mantra para los padres preocupados. Mantener la calma durante la tormenta es uno de los retos de la crianza positiva. La idea de mantener la calma mientras se gobierna el barco de los padres conlleva altibajos. Este capítulo trata sobre cómo afrontar los retos y gestionar algunas situaciones que ponen de los nervios a tu hijo.

"No tengo miedo de las tormentas. Estoy aprendiendo a navegar mi barco"

dijo Louisa May Alcott. Conocida autora de Mujercitas.

No hay duda de que los padres pueden esperar tormentas. La crianza de los hijos va a tener sus momentos de tormenta. Habrá momentos en los que te sientas bastante perdido en el mar, pero tener un plan de crianza que seguir y al que referirte siempre te ayudará a navegar en los momentos difíciles. Este plan de crianza positiva te ayudará a disfrutar de los días de calma cuando las cosas vayan bien, y te ayudará a ver el fruto de tu trabajo.

Tomar la decisión de seguir el enfoque de Crianza Positiva para criar a tu familia requerirá planificación y compromiso. Junto con ese compromiso, es necesario tener una actitud tranquila para disminuir el estrés de ser padre. Este método de crianza es una crianza consciente. Se trata de planificar y establecer objetivos. Cuando estés preparado para practicar la crianza positiva, recuerda que hay una teoría detrás de la práctica y que es esta teoría la que te mantiene tranquilo y positivo.

En nuestra analogía, con la navegación y la práctica de la Crianza Positiva, esta cita se ajusta a la teoría que subyace a un estilo positivo de crianza:

> *"Aquel que ama la práctica sin teoría es como un marinero que se sube a un barco sin timón ni brújula y nunca sabe hacia dónde puede tirar".*
>
> — LEONARDO DA VINCI

Aquí un breve resumen de la teoría en la que se basa la Crianza Positiva. Es una teoría basada en el aprendizaje a través de la psicología social y del desarrollo. La crianza positiva se esfuerza por alcanzar sus objetivos a través del respeto mutuo, límites firmes pero justos, y habilidades de comunicación positiva. Se anima a los padres a crear un fuerte vínculo con sus hijos y a asumir un papel de liderazgo. La crianza de los hijos consiste en guiarlos de forma positiva a lo largo de su infancia. Es un estilo proactivo de crianza con disciplina positiva. Estos son los principios que proporcionan el timón y la brújula necesarios para saber en qué dirección navega su barco de padres.

Mantener la calma en medio de la tormenta es una parte vital del manejo de la Crianza Positiva. El desarrollo de un espíritu de calma en uno mismo es una fuerza personal que te llevará a través de los momentos difíciles. Algunas de estas sugerencias pueden parecer obvias, pero a pesar de ser aspectos de la vida que uno debe cuidar, es sorprendente cuántos padres pasan por alto el hecho de que necesitan estar en buena forma para ser un padre positivo.

Los consejos para una crianza positiva incluyen:

Un estilo de vida saludable.

Come bien, duerme lo suficiente y tómate un tiempo para ti.

Respira profundo.

Cuando surja una situación difícil, respira profundamente antes de reaccionar.

Intenta no gritar.

Los gritos sólo aumentan tus niveles de estrés y los de tu hijo.

Sé un guía, no un mariscal de campo.

Recuerda que tu papel en la Crianza Positiva es guiar a tu hijo a través de la empatía y el apoyo durante las diferentes etapas que está viviendo.

Encuentra apoyo.

Recuerda que no estás solo en este momento. Recurre a la ayuda de familiares y amigos. Busca grupos de apoyo con personas afines con las que interactuar y compartir experiencias.

¡Recuerda que no estás solo!

"Cuanto antes aprendamos a ser corresponsables, más fácil será la navegación".

Sabias palabras de Ella Maillart, viajera y aventurera.

Este sentimiento se aplica también a la crianza de los hijos. Es una responsabilidad conjunta y parte de su plan de Crianza Positiva debe incluir el sistema de apoyo. Todos los miembros de tu equipo de apoyo deben estar de acuerdo con los principios de la Crianza Positiva que piensas poner en práctica. Tu equipo de apoyo te ayudará a mantener la calma, y a aliviar parte del estrés que puedas sentir.

El equipo de apoyo del que tienes que depender empieza por tus de padres. Sean cuales sean sus circunstancias y su pareja, el ingrediente esencial de su asociación es seguir las mismas reglas. Si están de acuerdo con la Crianza Positiva, asegúrense de que ambas partes están familiarizadas con lo que significa, y cómo seguir este curso desde el principio. Establezcan juntos sus objetivos y límites para trabajar hacia el mismo resultado final.

Añade a tu familia y amigos a tu grupo de apoyo.

Dodinsky, conocido como escritor y creador de citas inspiradoras, conocía el valor del apoyo y la necesidad de ayuda en los momentos difíciles.

Escribió esta interesante cita sobre el "mar de la vida".

"Somos los capitanes de nuestros propios barcos navegando por el mar de la vida, pero en tiempos de tormenta descubrirás a los verdaderos amigos cuando no duden en ser el faro".

¿Quién será tu faro?

No hay que avergonzarse de buscar ayuda y acudir a personas con ideas afines. Estos son los apoyos que necesitas, porque estarán dispuestos a compartir sus experiencias contigo. Tu grupo de apoyo te ayudará a mantener la calma sabiendo que vas por el buen camino. El apoyo más obvio es tu cónyuge o la pareja que cría a tu hijo. La familia, especialmente los abuelos, ofrece un sistema de apoyo, mientras que los parientes ocupan un segundo lugar en esta lista. Los amigos, especialmente los que están criando a sus hijos al mismo tiempo, son buenas fuentes de apoyo. Los cuidadores y los centros de atención a la infancia ofrecen de buen grado su apoyo a los padres. Las guarderías suelen ofrecer talleres de crianza. Son eventos estupendos para asistir y obtener información sobre temas difíciles.

El apoyo individual puede complementarse con fuentes de información y guías en línea. La ayuda médica siempre está disponible para las situaciones de emergencia, y los grupos de apoyo orientados a áreas problemáticas específicas siempre ofrecen un medio positivo de información y apoyo. En esta aldea global en la que vivimos nunca se está solo o sin apoyo.

Es de vital importancia hablar de tu modelo de crianza antes de ponerte en contacto con otros para estar absolutamente seguro de los principios básicos que sigues. Lo ideal es que esta conversación sobre el tema tenga lugar antes de la llegada del bebé, pero nunca es demasiado tarde para hablar de los objetivos de la crianza. Uno de los valores fundamentales de la crianza de los hijos es ser flexible y revisar tu enfoque a medida que tu hijo crece y se enfrenta a diferentes retos.

Al abordar los problemas en el mar, un marinero descubre que:

"El pesimista se queja del viento, el optimista espera que cambie, el realista ajusta las velas"

— WILLIAM ARTHUR WARD

Tienes que ser realista y discutir tus tácticas con tu pareja. Estos son algunos de los temas de los que querrán hablar juntos antes de que surjan desacuerdos entre ustedes. Una parte vital de la crianza positiva es tener objetivos y reglas básicas comunes.

1. Disciplina

¿Qué estilo de disciplina quieres adoptar? ¿Quieres utilizar a tus propios padres como modelos, o crees que los estilos de crianza han cambiado y estás preparado y abierto a algo como la "Crianza Positiva"? La disciplina es probablemente el tema más controversial de la crianza de los hijos, pero es imposible aplicar la Crianza Positiva sin una estrategia de disciplina en la que ambos padres estén de acuerdo.

2. Crear juntos las reglas de la casa

¿Qué vas a tolerar en la casa? Acuerda horarios y actividades concretas. Una rutina es importante. Habrá momentos en los que tengas que ser flexible, pero en general, en el día a día, ten una rutina. Esto incluirá la hora del baño y la hora de acostarse. La hora de la televisión u otros dispositivos electrónicos, la privacidad de la habitación de los padres y, a medida que los niños crecen, también quieren su privacidad. A medida que los niños crecen, es posible que quieras incluir algunas tareas en tu estrategia de crianza.

3. Consecuencias

Decide las consecuencias a las que se enfrentará en diferentes situaciones y asegúrate de que tu hijo sabe que se enfrentará a esas consecuencias. Las consecuencias son una parte de la crianza de los hijos que hay que revisar a menudo. La crianza positiva significa que hay flexibilidad en su plan, pero cualquier cambio debe ser discutido y puesto en marcha de mutuo acuerdo.

4. Apóyense siempre unos a otros

Es muy importante respetar el plan de paternidad y apoyarse mutuamente. Además, el apoyo a las consecuencias que sufrirá su hijo debe formar parte de su acuerdo mutuo. Las consecuencias deberán revisarse a medida que los niños crezcan y se desarrollen física y emocionalmente. Esto significa que no hay que estar en desacuerdo delante de los niños. Si hay un problema, tómate un tiempo lejos de los niños para discutir el asunto.

5. No seas inflexible

La crianza positiva permite cometer errores y es flexible. Reconoce si algo no funciona y cambia tu punto de vista. Discute el asunto y cambia la estrategia si es necesario. No tengas miedo de dar segundas oportunidades, y ten en cuenta las diferentes personalidades y caracteres de tu familia.

Gritar, pelear y chillar son formas muy negativas de comunicarse. Los gritos no ayudan a los padres a controlar la situación. Es algo que aprendí como madre y como profesora. Gritar, a menos que seas un sargento instructor, no te mantendrá en control de la situación. Con el tiempo, los gritos se convierten en un ruido molesto y los niños tienden a desconectarse del terrible ruido. Se ha descubierto que gritar puede ser tan perjudicial como el maltrato físico. Es un hecho que da mucho miedo. Los niños a los que se les grita son más propensos a desarrollar un comportamiento problemático. En realidad, una voz fuerte que grita constantemente no hace que el mensaje sea más claro.

Los gritos hacen aflorar la agresividad en los niños, mientras que el comportamiento tranquilo les tranquiliza y les hace sentirse queridos y aceptados, aunque hayan hecho algo malo. Los gritos, acompañados de insultos y comentarios negativos, pueden considerarse abuso emocional. Los gritos no consiguen los resultados deseados y los niños no escuchan a alguien que grita. El acto persistente de gritar conduce a mayores niveles de ansiedad, estrés y depresión en los niños pequeños.

Podemos aprender grandes lecciones de los proverbios y refranes de diferentes países.

Hay un proverbio africano que dice:

"Los mares suaves no hacen a un gran marinero".

En términos de crianza, son las veces que nos vemos sacudidos por diferentes problemas como padres las que nos hacen más fuertes. La crianza de los hijos consiste en capear las tormentas y en cabalgar sobre las olas de una montaña rusa. Estas experiencias pueden ser muy estresantes. ¿Cómo pueden los padres gestionar el estrés sin dejar de mantener un estilo de crianza positivo?

¿Cuáles son las principales causas de estrés para los padres? El estrés se debe a las exigencias que se plantean a los padres y que ellos consideran que no pueden satisfacer. Exigencias de tiempo, de influencias externas y de cuestiones familiares. El estrés de mantener un trabajo de alto nivel y el estrés de las escuelas, así como el estrés financiero. El estrés afecta a cualquiera que se sienta ansioso y bajo presión. Las exigencias de criar a un niño desde la infancia hasta las fases de crecimiento de la niñez afectan a los padres en particular en estas áreas.

- Tiempo.
- Finanzas.
- Aumento de responsabilidades.
- Exigencias en las diferentes relaciones.
- Problemas de salud.
- Confianza en uno mismo.
- Espacio personal.

Estas siete áreas son áreas de estrés comunes. Tanto los padres jóvenes como los mayores, en diferentes entornos socioeconómicos o educativos, todos experimentan estas tensiones mientras se inician como padres. Incluso los padres más experimentados, que se están familiarizando con el siguiente hijo que llega a su familia, experimentan estrés.

Cada padre es diferente, y cada niño es diferente, pero se puede encontrar algo de alivio al estrés con estos útiles consejos:

Gestión del tiempo:

- Levántate quince minutos antes para tener en cuenta los imprevistos que puedan surgir.
- Programe las tareas fastidiosas para las primeras horas del día, evite retrasarlas hasta más tarde.
- Dedica tiempo a escuchar música, leer un libro o simplemente hojear una revista. Darse un tiempo de calidad le permitirá tener más energía para el resto del día.
- Mantén reservas de productos esenciales para el hogar, como papel higiénico y tiritas adhesivas, para tener siempre suficiente y no perder tiempo en salir a comprar estos productos básicos.

Alivio del estrés financiero:

- Pide consejos sobre la gestión de las finanzas a un amigo de confianza o a un asesor financiero.
- Cuida los centavos y las libras se cuidan solas, es una frase muy conocida sobre ser ahorrador. Ten un presupuesto y trata de controlar tus gastos.

Cómo hacer frente a las responsabilidades adicionales:

- No dependas de tu memoria para las cosas que tienes que hacer. Haz una lista para el día siguiente con las tareas que tienes que hacer y los horarios de las citas.

- Cuando te sientas abrumado, respira profundamente y piensa en lo que tienes que hacer. Prioriza y haz las cosas de forma lógica.

Relaciones personales:

- No tengas miedo de decir que no a una invitación para la que no tienes tiempo. Protege tus límites personales.
- Pasa tiempo con personas positivas que no van a añadir sus preocupaciones a las tuyas.
- Intenta tener una "noche de cita" con tu pareja.

Preocuparse por los problemas de salud:

- Cuida tu salud. Lleva una dieta saludable, duerme lo suficiente y haz algo de ejercicio. Manténte hidratado con suficiente agua para beber.
- Asegúrate de que todas las vacunas estén al día, ya que te protegerán a ti y a tu familia.
- Lleva a toda la familia, incluido el perro, a dar un paseo rápido. Salir a tomar aire fresco, si puedes, es importante para toda la familia.

Gestión de la autoestima:

- No seas catastrofista, si algo va mal piensa en todo lo que ha ido bien.

- Lleva un diario de sentimientos personales y resultados positivos.
- Elimine las conversaciones negativas y autodestructivas.

Disponer de espacio personal:

- Pon el teléfono en silencio de vez en cuando y tómate un tiempo para ti. Pídele a tu pareja que cuide al bebé por ti durante este tiempo.
- No programe citas consecutivas. Gestiona tu agenda de forma realista, con un poco de espacio entre las citas.
- No tengas miedo de encargar algunas tareas a otros para liberarte y quitarte el estrés de encima.

Éstas son sólo algunas formas de gestionar el estrés en torno a lo que parecen ser las áreas de estrés más comunes. Habla de tus puntos de presión de estrés con alguien de confianza, o busca algún tipo de asesoramiento si esto ayuda a tu vida familiar y te mantiene positivo.

El estrés puede llevar a los padres a tomar decisiones precipitadas y a cometer errores de crianza. Como somos humanos, vamos a cometer errores. El modelo de crianza positiva no es perfecto. Es fácil cometer errores. Todo el mundo comete errores de juicio en circunstancias difíciles. Enfrentarse a ellos y corregirlos es más difícil. El poder de la crianza positiva se basa en la construcción de relaciones. Los padres con buenas relaciones estables están en condiciones de reconocer los errores, discutirlos abiertamente y hacer cambios para rectificar el error.

Los errores típicos suelen encontrarse en los estilos de crianza. El padre que es demasiado controlador y no permite que el niño sea autosuficiente e independiente está cometiendo un error, que conduce a un niño pegajoso con miedo de hacer cosas sin sus padres. El padre que es un mal modelo de conducta comete el error de demostrar un comportamiento negativo. En esta situación el padre no debe sorprenderse si su comportamiento ha llevado a su hijo a comportarse mal.

Ser inconsistente es un gran error. La inconsistencia en la crianza de los hijos es frustrante para ellos. Necesitan un liderazgo fuerte para sentirse seguros. Puedes reconocer este error de crianza por la forma en que tomas las decisiones. ¿Toma usted decisiones inconsistentes y cambia los límites de su hijo? Los padres pueden cometer el error de ser demasiado críticos o hacer comparaciones injustas entre hermanos. Reconocer este error implica un cambio de actitud hacia tu hijo y enmendar las comparaciones injustas.

Es un error que los padres no reconozcan y empaticen con los sentimientos de los niños. Esto puede ocurrir cuando los padres están ocupados y no tienen suficiente tiempo para pasar con sus hijos. Se necesita tiempo para formar el vínculo que permite compartir los sentimientos entre padres e hijos. Es un error ser insensible a los sentimientos de los hijos. Entrar en contacto con la propia sensibilidad y ser capaz de reconocer los sentimientos de los hijos es una parte importante de la crianza positiva.

> *"Si no puedes volar entonces corre, si no puedes correr entonces camina, si no puedes caminar entonces gatea, pero hagas lo que hagas tienes que seguir avanzando".*
>
> — MARTIN LUTHER KING JR.

Esto es muy cierto en cuanto a aprender de nuestros errores. Los errores no tienen por qué retenerte e impedirte avanzar. Sigue estos sencillos pasos cuando cometas errores y sigue avanzando.

- Observa y reconoce tus errores.
- Piensa en por qué cometiste ese error. ¿Se remonta a tu pasado o a un estilo de crianza anterior?
- Comenta el error con tu pareja.
- Aprenda una lección del error y de la razón subyacente para cometerlo.
- Discúlpate por haber cometido ese error y presenta una disculpa adecuada a la edad del niño y a la naturaleza de la ofensa.
- Adopta medidas positivas para cambiar de cara al futuro. Los errores ocurren, lo importante es cómo los afrontas.
- Da los pasos adecuados para avanzar y sigue moviéndote en una dirección positiva.

Aprende de tus errores, mantén la calma y continúa con la crianza positiva. Sepa cuál es su objetivo. Recuerde tener objetivos para su familia y planes de crianza para zarpar en su barco sin importar las tormentas y los mares tempestuosos para llegar a su destino.

5

PRACTICAR LA PACIENCIA

La crianza de los hijos es la personificación de la paciencia. La esencia de ser padre es la paciencia, y es una virtud más allá de todas las virtudes. Sin paciencia, los padres tendrán que esforzarse para cumplir con las muchas facetas de la crianza de un niño. La paciencia va acompañada de otras virtudes, como la bondad. Aporta paz y alegría. La crianza y la paciencia deben ir de la mano.

La colección de filosofías de Khalil Gibran describe la crianza de los hijos con amor de una manera que demuestra el pensamiento. Y con el amor va la paciencia.

"Puedes darles tu amor, pero no tus pensamientos. Porque ellos tienen sus propios pensamientos. Puedes albergar sus cuerpos, pero no sus almas, porque sus almas habitan en la casa del mañana, que no puedes visitar, ni siquiera en tus sueños. Puedes esforzarte por ser como ellos, pero no busques hacerlos

como tú. Porque la vida no retrocede, ni se demora con el ayer".

Aunque el amor conquista muchas cosas, el amor no puede funcionar sin paciencia. Esta cualidad, la paciencia, se describe como muchas cosas. Es conocida por ser la capacidad de soportar diferentes luchas mientras nos esforzamos por alcanzar una meta. En términos de crianza, puede ser algo tan simple como los modales en la mesa, o tan desafiante como el entrenamiento para ir al baño. La paciencia ayuda a los padres a reconocer que el éxito llegará con la paciencia. La paciencia ayuda a mantener la calma mientras se intenta enseñar o entrenar a alguien en diferentes habilidades. La paciencia permite a los padres amar incondicionalmente en los momentos difíciles.

Los padres descubrirán que tienen limitaciones en sus niveles de paciencia. Este nivel de limitaciones será diferente para cada familia. Es una parte de la Crianza Positiva y los padres necesitan reconocer esto dentro de su propia dinámica familiar. Sus hijos tendrán sus propios pensamientos y querrán hacer las cosas de manera diferente, como nos recuerda el Profeta. Nuestros hijos son el futuro y los estilos de crianza cambian para apoyar los objetivos futuros de esta nueva generación. La paciencia de los padres, y el reconocimiento de sus limitaciones, es una parte importante para alcanzar sus objetivos.

Hay varias limitaciones comunes en la crianza de los hijos. La mayoría de ellas se basan en las circunstancias del entorno, y algunas en el temperamento y la personalidad de los padres. Cuando los padres reconocen sus limitaciones, son capaces de controlar su crianza en consecuencia. Esto hace que los resultados emocionales de la crianza sean más fáciles de manejar y comprender. El papel de los padres es definitivamente más fácil para algunas familias que para otras.

Estos son algunos de los factores limitantes que pueden influir en la crianza de los hijos.

Gestión del tiempo.

La crianza de los hijos requiere tiempo. Los niños pequeños pueden ser muy exigentes. Muchos padres se dan cuenta de que no pueden compaginar las exigencias de su presión laboral con el tiempo extra que requiere la crianza positiva. Reconocer que el tiempo es una limitación de la crianza es algo que los padres deben reconocer. Una vez que hayan admitido que el tiempo es un aspecto difícil de la crianza de los hijos, tratarán de encontrar formas de sacar tiempo para pasarlo con ellos. Ser padres con limitaciones de tiempo no es imposible, pero elaborar un horario ajustado disminuirá la culpa y ayudará a los padres a gestionar este factor temporal.

El carácter.

Todo el mundo sabe que forma parte de la naturaleza humana tener diferentes rasgos de carácter y diferentes tipos de temperamento. Puede que seas una persona con una tolerancia muy limitada. Una limitación en cuanto a la cantidad de ruido que eres capaz de tolerar, o la facilidad con la que puedes bajar al nivel de juego de una persona pequeña impondría limitaciones a tu paciencia. Si el temperamento es una limitación para ti, habla con tu pareja o con los miembros de tu familia y pide ayuda para que te den un poco de tiempo libre y espacio que te permita tener un tiempo de crianza de calidad.

Dinámica familiar.

Cada familia tiene una dinámica diferente. Puede que tu familia sea más numerosa que la mayoría o que los niños sean todos pequeños y de edades próximas. Puede que tengas un niño con necesidades especiales en la familia o que seas padre soltero. Hay muchas connotaciones familiares diferentes, y la gestión de estas diferencias puede imponerle limitaciones en la crianza de los hijos. Reconocer la limitación te permite hacer frente a lo que te falta, y buscar ayuda si es necesario. Enfrentarse a las limitaciones que se imponen a la familia de esta manera, te anima a hacer concesiones a tus circunstancias.

Problemas disciplinarios.

La falta de disciplina o el exceso de disciplina ejercen presión sobre las relaciones familiares. Analiza detenidamente tu estilo de disciplina como padre. Puede limitar tu paciencia. Si es demasiado estricto, estará imponiendo la ley constantemente. Demasiado relajado y no tienes control. En ambos casos, tu paciencia se verá limitada.

Problemas personales.

Si eres un padre con tus propios problemas de depresión, ansiedad, control de la ira o incluso estrés financiero personal, todos estos factores pondrán límites a tu paciencia. Es importante que los padres se cuiden y busquen ayuda si tienen problemas personales que puedan contribuir a la falta de paciencia.

Un momento de paciencia puede evitar un gran desastre.

Un momento de impaciencia puede arruinar toda una vida.

— UN ANTIGUO PROVERBIO CHINO DICE

Cuando tengas la tentación de impacientarte, gritar, criticar o ponerte muy irritable con tu hijo, es el momento de revisar tu umbral de paciencia. Los padres deben ser objetivos y centrarse en lo que pueden hacer para interactuar pacientemente con sus hijos.

Cada familia y cada individuo de esa familia es único y diferente. Se necesita una mirada objetiva a tu familia y a ti mismo para ver lo que puedes controlar y lo que puedes hacer con paciencia.

Echa un vistazo a esta tabla de crianza controlada y paciente en contraposición a la crianza impaciente y descontrolada. ¿Dónde encaja tu estilo de crianza con estos diferentes escenarios?

Tengo el control.	He perdido el control.
Cuando estoy enfadado o molesto, puedo hacer una pausa para ordenar mis pensamientos.	Cuando me enfado, reacciono inmediatamente y le grito a mi hijo.
Me esfuerzo en demostrar con pequeñas cosas que la amabilidad es importante.	Estoy demasiado ocupado con los compromisos laborales como para dedicar mucho tiempo a pensar en pequeñas cosas que hacer.
Intento organizar una rutina en casa para que todos puedan seguir las instrucciones fácilmente.	Cada día es diferente. Sólo espero que nos las arreglemos para pasar el día y lo hagamos todo.
Cuando hago una promesa a mi hijo, soy realista y me aseguro de cumplir mis promesas.	Utilizo las promesas como si fueran sobornos, y a veces no consigo cumplir mis promesas.
Ser leal a mi familia es muy importante para mí. Honro los sentimientos de mi familia.	Mi familia siempre está tramando algo, y me resulta útil cotillear sobre ellos y compartir historias negativas.
Cuando me equivoco, no tengo miedo de decir que lo siento y de construir mi relación con mi hijo	Siempre tengo la razón. Yo soy el padre, así que ¿por qué debería decir que lo siento?
Mi objetivo es fomentar en mi familia una situación en la que todos salgan ganando, con una cultura en la que todos cuenten y todos se beneficien.	Yo estoy al mando y todos deben hacer lo que yo diga y seguir mis órdenes. La persona que gana en nuestro hogar es la persona adulta.

Tener el control, pero no ser dictatorial, es la base de la disciplina positiva en la Paternidad Positiva. Hay cuatro cosas sencillas que puedes controlar en cada situación.

1. Tu voz.
2. Tu lenguaje corporal.
3. Tu capacidad para saber escuchar.
4. El tiempo de calidad que tienes disponible.

Estas cuatro cosas te ayudarán a tener más control sobre casi cualquier situación.

1. Tu voz:

Hablar con un tono de voz tranquilo y no gritar marca una gran diferencia en el control que se tiene sobre cualquier situación. Los niños tienden a desconectarse cuando se les grita constantemente. Tómate un momento para controlar tu voz. Piensa en lo que dices y en cómo lo dices. El control de la voz es un factor muy importante para tener el control de una situación en el mundo de la enseñanza, tratar con niños pequeños todo el tiempo requiere paciencia y control de la voz. El profesor con una voz suave, pero firme, es el que impone respeto y hace que los niños escuchen con atención. Los niños que escuchan la mayor parte del tiempo voces fuertes y gritonas tienden a dejar de escuchar.

2. Lenguaje corporal:

El lenguaje corporal tiene un efecto en los niños. Estar de pie sobre un niño con las manos en la cadera, mientras le gritas, es perjudicial para su autoestima. Intenta ponerte a la altura de tu hijo cuando es pequeño. Utiliza acciones suaves y no gestos agresivos que asusten. Tómate un momento para hacer una pausa y respirar profundamente antes de reaccionar con un lenguaje corporal potente y enfadado.

3. Sé un buen oyente:

Tu capacidad de escuchar es algo que puedes controlar. Un buen oyente se compromete con la persona a la que escucha. Escuchar bien es escuchar de forma reflexiva. Esto significa que comentas adecuadamente durante la conversación. Los comentarios no se refieren al yo o al mí, sino a ti. Por ejemplo, si la conversación versa sobre una caída en el jardín, el oyente reflejará su empatía diciendo que te habrás sentido triste en lugar de decir algo sobre su experiencia de caída. De este modo, la habilidad de escuchar da al interlocutor la oportunidad de compartir sus sentimientos. La conversación ha girado en torno a ellos. Sólo hace falta un momento de autocontrol para practicar la habilidad de escuchar.

4. Tiempo de calidad:

Todo el mundo está ocupado. Las limitaciones de tiempo afectan a todo el mundo por diferentes razones. Puede tratarse de un trabajo intenso, o de otros hermanos, o incluso sólo de la ajetreada vida de llevar la casa, pero con un poco de planificación cuidadosa y conciencia de hacer tiempo los padres pueden controlar el tiempo que tienen disponible. El tiempo de calidad es preferible a tratar de dar una gran cantidad de tiempo, pero tratando de hacer demasiadas otras cosas al mismo tiempo. El tiempo de calidad centrará la atención en el niño. Una buena manera de hacerlo es tener un tiempo de cuentos uno a uno, o un tiempo de juegos en el que armen un puzzle juntos o construyan con bloques. Es un momento en el que tu hijo tiene toda tu atención, y tú incluyes ese tiempo en tu rutina diaria.

Cada uno de estos factores controlables está respaldado por la paciencia. La paciencia es la virtud que sustenta los aspectos básicos de la crianza. Ayuda a suavizar las situaciones y a calmar a padres e hijos. ¿Es un enfoque fácil? No, pero es el bloque fundacional de la crianza positiva.

Arnold. H. Glasow, un humorista estadounidense y de negocios, describió la paciencia y la crianza de los hijos de esta manera.

"La clave de todo es la paciencia. La gallina se consigue empollando el huevo, no rompiéndolo".

También dijo:

"Una de las mejores pruebas de liderazgo es la capacidad de reconocer un problema antes de que se convierta en una emergencia".

¿Qué tan cierto es esto de la crianza y guía de sus hijos? En su papel de líderes de su familia, uno de los grandes retos es reconocer el comportamiento negativo y poner fin al ciclo negativo. Los patrones negativos son perjudiciales para tu hijo. Vuelve a mirar este capítulo para recordar la tabla de comportamientos controlados o incontrolados. El comportamiento incontrolado representa las acciones negativas que impactan de forma dañina hacia tu hijo. Vuelve a mirar el en el comportamiento que pierde el control. Estos son comportamientos negativos, y son estos comportamientos, que con algún aporte de tu pareja, necesitarían ser analizados y recibir una atención positiva para romper el ciclo negativo.

Para acabar con el comportamiento negativo hay que encontrar la filosofía de la disciplina. Esto es algo en lo que usted y su pareja deben trabajar. Tiene que ser un esfuerzo de equipo y tiene que estar planificado y preparado. No es inflexible, sino que pone a tu familia y el ethos que intentas crear en el primer plano de tu crianza. El modelo de disciplina y la forma en que lo sigues como equipo hace que todo lo demás de la crianza positiva encaje.

Hay varios estilos de disciplina con los que hay que familiarizarse y contemplar cuidadosamente. Nunca hay un estilo único y los padres que están abiertos a modificar su enfoque descubrirán que crecen con la disciplina y la familia al mismo tiempo. Los niños crecen y aprenden cada día. Los logros del desarrollo van y vienen y, aunque puede haber un factor subyacente en tu estilo de crianza, la flexibilidad también ayuda a alcanzar los objetivos.

Aquí algunos estilos de crianza a tener en cuenta:

Todos ellos difieren en su filosofía y una combinación puede ser el enfoque adecuado para su familia. Sin embargo, es imprescindible ponerse de acuerdo sobre la filosofía y debatir si complementa a su familia y se ajusta a su estilo de crianza.

1. Basado en los límites:

La disciplina basada en los límites establece los límites del comportamiento que se espera del niño. Es muy consciente de las consecuencias. Este estilo de disciplina establece límites claros y los niños saben lo que pueden hacer. Si traspasan un límite, habrá una consecuencia para sus acciones. Los niños pueden poner a prueba los límites, pero cuando conocen el límite y la consecuencia, es menos probable que desafíen los límites.

La disciplina basada en los límites requiere que los padres comuniquen los límites a los niños. Es una buena idea que todos lleven una lista de los diferentes límites, y que las expectativas queden claras para todos. Cuando se vaya a traspasar un límite, los padres deben avisar y ofrecer opciones. Las opciones llevarán a una consecuencia positiva o negativa. Los padres deben intentar que estas consecuencias sean lógicas.

Hay consecuencias naturales de las acciones de los niños y éstas giran en torno a cometer sus propios errores. Olvidarse de llevar un sombrero para el sol en el colegio puede hacer que tengan que quedarse en casa durante el recreo, por ejemplo.

2. El enfoque gentil:

Esta filosofía se basa en el respeto mutuo, utilizando el aspecto didáctico de la disciplina en lugar de cualquier forma de castigo físico. La disciplina gentil es similar a la crianza positiva. Los niños aprenden las consecuencias negativas respetuosas. Los padres intentan disipar el mal comportamiento con lo que se conoce como condiciones de "cuándo y entonces". Este estilo de crianza hace hincapié en la seguridad. Se enseña a los niños lo que ocurrirá si no respetan las pautas de crianza. Los padres pueden decir:

"Cuando paseamos por el aparcamiento, nos tomamos de la mano, y así no corremos peligro".

Se pretende que los niños entiendan las normas antes de que ocurra algo y se les dice lo que ocurrirá si las incumplen.

3. Disciplina positiva:

A través de esta filosofía, cualquier mal comportamiento se utiliza como una oportunidad para enseñar el comportamiento adecuado esperado. Es una filosofía que pretende desarrollar la autodisciplina. Enseñar el comportamiento correcto en cada oportunidad. La disciplina positiva consiste en asumir la responsabilidad y aprender a resolver problemas. Los niños cooperan con sus padres. Hoy en día se han producido muchos cambios en la sociedad, en particular ambos padres suelen trabajar. La disciplina positiva fomenta la interacción entre padres e hijos con comprensión y cooperación.

4. Entrenamiento emocional:

Este estilo de disciplina hace hincapié en los sentimientos. Los niños necesitan aprender la habilidad de la empatía. Tendrán que tener en cuenta los sentimientos de los demás, y su victoria en cada situación. La filosofía detrás de este método de disciplina es que todo lo que hacemos lo hacemos con sentimientos. Nos mueve emocionalmente la ira, el miedo, la tristeza, la alegría y muchos más sentimientos. Esta filosofía requiere que los padres se involucren en enseñar a los niños sus sentimientos. Los niños establecerán vínculos más estrechos con sus padres y amistades más profundas. Los padres deben encontrar situaciones emocionales que ayuden a sus hijos a entrar en contacto con sus sentimientos.

5. Modificación de la conducta:

En esta filosofía de crianza, los niños aprenden a través de sus errores y modifican su comportamiento en consecuencia. Esta técnica utiliza recompensas para el buen comportamiento y no apoya el mal comportamiento. Las consecuencias del buen comportamiento se recompensan. El niño pequeño debe ser recompensado de inmediato. Hay que tomar medidas para imponer la modificación del comportamiento. Se trata más bien de un caso de disciplina positiva para cambiar el comportamiento de un niño.

Pasos para modificar un comportamiento:

- Evaluar al niño: edad, nivel de madurez, motivaciones a las que responde.
- Evalúa el comportamiento: qué quieres modificar. ¿Se trata de que se acuerde de cepillarse los dientes o de que guarde bien sus juguetes?
- Decida el método: cómo piensa llevar a cabo la modificación.
- Tenga un plan: la forma en que realizará la modificación, un plan de acción.
- El resultado positivo - elogios, recompensas, privilegios otorgados cuando se ve el comportamiento requerido.
- Consecuencias: positivas cuando la modificación funciona. Negativas cuando la modificación no funciona.

¿Qué estilo de disciplina elegirías como padre? Hay que tener en cuenta múltiples factores. Dependerá de tu estilo de vida, del tiempo y la paciencia que tengas que dedicar, y del temperamento del niño al que intentas disciplinar. Hay que ser flexible y poner el objetivo final que tienes en mente como meta última. Sigue avanzando hacia este objetivo. El objetivo es utilizar tu conocimiento de los estilos de crianza y tus limitaciones para practicar más la paciencia. Los padres pueden aprender algunas estrategias para ser más pacientes.

Aquí tienes cinco sugerencias para ayudarte a ser más paciente como padre. El objetivo de estas sugerencias es ayudar a los padres a aplicar el estilo de disciplina que elijan.

La crianza de los hijos es difícil, y tiene puntos de tensión que hay que superar. Es perfectamente normal tener un umbral de paciencia y descubrir que se tiene menos paciencia en algunas circunstancias.

5 formas de ayudarte a ser un padre más paciente.

1. Conoce tu umbral:

Todo el mundo tiene un umbral de dolor o, en este caso, de paciencia. Intenta ser consciente de cuándo ese umbral es más vulnerable. ¿Es después de un largo día de trabajo? Tal vez no seas una persona madrugadora. ¿Te parece que atender las demandas de varios niños al mismo tiempo pone a prueba tu paciencia? Todo el mundo tiene momentos del día o situaciones en las que es más probable que pierda la paciencia. Intenta identificar esos momentos o situaciones.

2. ¿Cuál es tu reacción ante las exigencias de tu tiempo?

Intenta tomarte un momento y pensar en cómo respondes. ¿Empiezas a sentirse acalorado o irritado con tu hijo? Tal vez sientas que se acerca un dolor de cabeza o quieras gritar con impaciencia. Reconocer la forma en que respondes en situaciones que te roban la paciencia es una forma de estar en contacto con tus sentimientos.

3. Tener un plan de gestión.

Una vez que sepas qué es lo que te hace reaccionar con impaciencia y cuándo y cómo empieza la impaciencia, podrás elaborar una estrategia para hacer frente a los sentimientos negativos de impaciencia. Si tu interruptor interno se activa en cuanto llegas a casa después del trabajo, planifica unos minutos para desconectar del trabajo antes de empezar a criar a tus hijos. Unas sencillas estrategias para calmarte, como respirar profundamente y mantener la calma conscientemente, te ayudarán.

4. Compartir es cuidar.

Si sabes que tienes problemas con tu paciencia personal y sus limitaciones, comparte tus sentimientos con tu pareja. Comparta la carga de lidiar con niños exigentes cuando pueda. Discute las estrategias para ayudar en los peores momentos del día en los que tu paciencia es limitada.

5. Cuídate tú también.

Hoy en día los padres tienen que hacer frente a grandes exigencias. Los padres que trabajan, en particular, tratan de compaginar las responsabilidades del hogar con las rutinas del trabajo. Tómate tiempo para mimarte como forma de recargar las pilas. El cuidado de la salud personal es importante y tomarse tiempo para uno mismo es otra forma de desarrollar la paciencia para las exigencias de la crianza.

Establecer tu filosofía de crianza positiva te dará la confianza necesaria para encontrar tus pies como padre paciente. Habrá que hacer adaptaciones y cambios en el modelo de crianza que decidas implementar. De hecho, si no realizas cambios, tu filosofía no crecerá ni se adaptará a las necesidades de tu familia.

Nuestro objetivo como padres es educar a los niños para que se conviertan en miembros activos de la sociedad. El círculo familiar es el punto de partida. La crianza de los hijos es una preparación para el mundo.

"Puede que no podamos preparar el futuro para nuestros hijos, pero al menos podemos preparar a nuestros hijos para el futuro"

— FRANKLIN D ROOSEVELT

Una crianza paciente y positiva ayuda a nuestros hijos a crear fuertes vínculos y relaciones con los padres en los que confían. A su vez, estas relaciones positivas ayudan a preparar a los niños para el futuro y el papel que desempeñarán en la sociedad.

6

ESTRATEGIAS DE CRIANZA SIN ESTRÉS PARA CRIAR A UN NIÑO MÁS FELIZ - ¡SIN CULPA!

Hay muchas filosofías sobre la felicidad. La crianza sin estrés debe ocupar un lugar destacado en la lista de la felicidad de los padres. Cada uno tiene una visión diferente de la imagen perfecta de la felicidad. Cantar es una buena forma de expresar la felicidad.

A los niños de preescolar les encanta cantar la letra de esta canción:

"¡Si eres feliz y lo sabes aplaude!"

La canción repite el sentimiento de ser feliz con las acciones. Ser padres sin estrés sería algo para aplaudir y cantar. Es realmente un momento de triunfo.

Según un proverbio chino, hay grados de felicidad. Se basan en diferentes actividades. Observa cómo respondes a estos grados de felicidad.

Felicidad

Felicidad durante una hora - tomar una siesta.
Felicidad por un día: ir a pescar.
Felicidad por un año - heredar una fortuna.
Felicidad para toda la vida: ¡ayuda a otra persona!
Felicidad para un padre: ¡paternidad positiva!

Conocer las estrategias de crianza sin estrés que te ayudarán a criar a un niño feliz te ayudará a alcanzar ese codiciado estatus de criar al niño más feliz. Los problemas surgirán, pero es posible convertir las distintas situaciones en oportunidades de aprendizaje. La habilidad consiste en observar objetivamente la situación. A continuación, tómate un momento para convertirla en una oportunidad positiva de crianza reactiva y de seguimiento.

La disciplina consiste en enseñar y aprender, no en castigar. ¿Cómo pueden los padres hacer de la disciplina una oportunidad de aprendizaje? Se necesitan una mente y un corazón abiertos.

He aquí algunas ideas y sugerencias para convertir la disciplina en una oportunidad de aprendizaje. El secreto es convertir la oportunidad de aprendizaje en un juego.

Actuar, ganar un Oscar.

Cuando veas un comportamiento no deseado actúalo. Di que no al comportamiento y luego modela el comportamiento correcto. Diviértete con las acciones y muéstrale a tu hijo el comportamiento que te gusta. Enseña a tu hijo a aplaudir el buen comportamiento. Puedes ir un paso más allá y hacer una tabla de premios Oscar. Recompensa a tu hijo con estrellas en la tabla y quizás con algo especial al final de la semana si ha alcanzado un determinado número de estrellas.

Pulgares arriba, pulgares abajo.

Enséñale a tu hijo a hacer un pulgar hacia arriba para el buen comportamiento, o un pulgar hacia abajo para el comportamiento que no quieres que continúe. Diviértete imitando los diferentes comportamientos y deja que tu hijo haga la señal de los pulgares hacia arriba o hacia abajo. Una vez que aprenda esto, utilícelo durante todo el día.

Estatuas.

Juega con una señal de aplausos. Tres palmadas fuertes significan quedarse quieto como una estatua. Esta puede ser una buena forma de recompensar el buen comportamiento. Cuando veas que tu hijo hace algo bueno, como sentarse a leer un libro o construir un rompecabezas, aplaude tres veces. Observa cómo hace la estatua y luego adivina lo que está haciendo, premia el buen comportamiento.

Una imagen perfecta.

Haz algunas tarjetas con fotos de revistas. Las imágenes deben mostrar comportamientos buenos y malos. Escenas como niños siendo amables. Irse a dormir, o jugar con los amigos. Estas imágenes puntúan con un pulgar hacia arriba al darles la vuelta o repartirlas. Ten algunas tarjetas con comportamientos que consideres que no se deben fomentar, como una habitación desordenada o una cara enojada. Estas imágenes obtienen un pulgar hacia abajo.

En Internet hay tarjetas que puedes imprimir con todo tipo de imágenes que muestran el buen y el mal comportamiento. Dibuja un signo de pulgar arriba o pulgar abajo en cada tarjeta

Si tu hijo es lo suficientemente grande, pon las cartas boca abajo sobre la mesa y juega a un juego de memoria. Se trata de hacer coincidir dos cartas con pulgares hacia arriba mientras no se recogen las cartas con pulgares hacia abajo. El ganador es la persona que tenga más tarjetas con pulgares hacia arriba. Es sólo para divertirse, pero al mismo tiempo enseñará buen comportamiento.

Simón dice

Este juego es un gran juego de imitación. Juega a Simón dice con tu hijo y él debe copiar lo bueno, no lo malo que le digas que haga.

Por ejemplo

> *Simón dice que te cepilles los dientes.... te cepillas los dientes.*
>
> *Simón dice que te muerdas las uñas.... no te muerdas las uñas.*

Esta es una forma divertida de hablar de las cosas que no quieres que haga tu hijo.

Canta con tu hijo

Las canciones de acción son una forma estupenda de divertirte con tu hijo pequeño y aprender a comportarse bien al mismo tiempo. La cantidad de canciones de acción disponibles en YouTube te dará muchas ideas para moverte al ritmo de la música y aprender un buen comportamiento. Hay viejas favoritas como "De Esta Forma" y nuevas rimas: la lista es interminable. Si tu hijo va a una guardería, puede llegar a casa cantando canciones y tú podrás aprender con él. Canta en cualquier momento y en cualquier lugar.

Hora del cuento.

La hora del cuento es el mejor momento del día. Hay muchos libros con historias sobre ser bueno y hacer lo correcto. Cuentos que enseñan sobre la salud y la higiene. Cuentos que enseñan sobre las emociones y el cuidado. Los libros son tu amigo número uno para destacar el buen comportamiento y rebajar el malo.

El aclamado autor infantil Dr. Seuss escribió varias citas sobre los libros y la lectura a los niños:

"Puedes encontrar magia dondequiera que mires.
Siéntate y relájate todo lo que necesites".

Y,

"Nunca se es demasiado viejo, demasiado loco, demasiado salvaje
para tomar un libro y leérselo a un niño".

Sus libros sobre salud e higiene también son divertidos de leer.

Busca el Libro del sueño del Dr. Seuss y El libro de los dientes. Hay otro libro titulado Las cosas que puedes hacer que son buenas para ti. Todos los libros del Dr. Seuss están ingeniosamente ilustrados con imágenes que los niños disfrutan.

Cada una de estas sugerencias, a su manera, ayuda a los padres a tomar la medida disciplinaria que desean tomar y convertirla en un juego. Son actividades divertidas como éstas las que ayudan a sus hijos a entender en qué consiste el buen comportamiento. El buen comportamiento se elogia por encima del comportamiento malo o indeseable.

¡Encuentra el hueco!

Analiza objetivamente el comportamiento indeseable. Tal vez se deba a un desfase en el desarrollo de tu hijo, o a un retraso en sus hitos de crecimiento. La insuficiencia o el retraso podrían ser la causa principal del comportamiento inadecuado o frustrado. Los logros del desarrollo son partes muy importantes del funcionamiento de tu hijo. Una rabieta, por ejemplo, puede nacer de un desfase o de la falta de algún tipo de habilidad que tu hijo aún no ha adquirido. Cuando tu hijo tenga un momento de rabieta por alguna actividad que no haya realizado, examina tus expectativas. Pregúntate si su hijo podría realmente realizar la tarea que se propuso terminar.

Aquí algunos escenarios que puede experimentar. Pregúntate si su hijo tiene las habilidades, mentales y físicas, para completar la tarea que esperas que realice. Los logros forman parte del desarrollo físico, cognitivo, social y emocional, así como de la comunicación. Alcanzar una meta permite al niño completar ciertas tareas. Los padres que conocen estos logros podrán entender por qué un niño no puede realizar algunas de las actividades. El conocimiento de los objetivos y de lo que un niño debería ser capaz de hacer ayudará a los padres a llenar el vacío, si lo hay, debido a un retraso en el desarrollo.

Las expectativas para los niños son muy altas, ya que empiezan a ir a la escuela antes y se ven obligados a ser independientes antes. Estos son algunos ejemplos de las habilidades que se espera que los niños aprendan:

- Atarse los cordones,
- Guardar los libros y juguetes,
- Usar un cuchillo y tenedor,
- Vestirse,
- Colorear de forma prolija.

Estas pueden ser algunas de las actividades con las que los niños pequeños tienen dificultades cuando empiezan a ser más independientes. Busca otras formas de conseguir el mismo resultado. El velcro, en lugar de los cordones, es una forma estupenda de atar los zapatos antes de que el niño tenga la motricidad fina necesaria para usar los cordones. Usar una cuchara y un tenedor antes de utilizar todos los cubiertos de mesa ayuda a introducir a los niños en la cocina cuando todavía están aprendiendo a comer de forma independiente. La ropa que se pone y se quita para evitar los botones incómodos, y los lápices de colores grandes y gruesos para las primeras etapas del aprendizaje de los colores.

Hay muchas maneras de filtrarse hacia la independencia y ser autosuficiente.

Los niños pequeños, las rabietas y el comportamiento de prueba pueden ser el resultado de la frustración de tu hijo pequeño porque no es capaz de gestionar algunas de las tareas que se le han encomendado, y a su frustración se suma el hecho de que no tiene la comunicación necesaria para decirte por qué está gritando en este momento.

Jerry Seinfeld dijo una vez:

"Tener un niño de dos años es como tener una batidora, ¡pero no tienes tapa para ella!".

Esta etapa del desarrollo suele conocerse como los terribles dos años. Uno de los comportamientos más notables de los terribles dos años es la rabieta que pueden tener cuando pierden la paciencia y el autocontrol. Este comportamiento frenético es difícil de detener y exasperante para los padres. Una de las cosas que hace que el niño de dos años se lance a la senda del comportamiento terrible es tener que esperar algo. Puede tratarse de esperar a que ocurra algo, a que llegue alguien o a la posibilidad de salir a jugar. Los niños pequeños no juegan bien el juego de la espera. No tienen la madurez necesaria para esperar pacientemente.

¿Qué puedes hacer para evitar un resultado negativo por tener que esperar?

Los niños pequeños no tienen paciencia para esperar a que las cosas sucedan. Probablemente puedan sentarse y esperar durante unos dos minutos. No tienen la capacidad de desarrollar la paciencia y retrasar la gratificación en diferentes circunstancias. Esperar no es uno de sus juegos. La mejor manera de esperar un acontecimiento es estar preparado. Hay momentos en los que no se puede evitar la espera. Sin embargo, si eres consciente de que la espera va a ser un problema y de que esperar no es algo que tu hijo pueda hacer fácilmente, puedes estar preparado.

Piensa con antelación.

No concretes citas que coincidan con las necesidades de tu hijo, como la hora de comer o de dormir. Una persona cansada y hambrienta va a ser más difícil.

Prepárate.

Si sabes que el tiempo de espera va a ser largo, prepárate con una bolsa de distracciones. Unos cuantos juguetes y un par de libros marcarán la diferencia. Añade un tentempié y algo de beber y tendrás solucionados los dolores del hambre.

Elogia.

Asegúrate de elogiar el buen comportamiento para que tu hijo sepa lo que le ha gustado y por qué ha sido bueno.

El desarrollo de las habilidades de comunicación, al interactuar con un niño pequeño, es un factor clave para una crianza sin estrés. La comunicación es una parte vital de la crianza positiva y ayuda a comprender a tu hijo, además de aportar otra dimensión a su relación.

Aquí tienes 5 maneras de desarrollar las habilidades comunicativas de tu hijo pequeño.

1. Háblale a tu hijo despacio, con claridad y a menudo. Cuanto más le hables, más te escuchará y te imitará.
2. Mira libros ilustrados y señala la imagen seguida de la palabra que la describe. Utiliza libros temáticos como los de animales, la granja o el mar para ampliar el vocabulario.
3. Habla tus experiencias y de las suyas. *(Por ejemplo, busca la pelota y dámela.)*
4. Juega a juegos de fantasía. Haz una fiesta de té, por ejemplo, o finge que vas de compras.
5. Juega al "veo veo" o a juegos de cartas sencillos. Cuanto más hables de las cosas que te rodean, más vocabulario desarrollará tu hijo.

El desarrollo del lenguaje de los niños avanza a gran velocidad desde los dos hasta los tres años. Fíjate en el enorme salto que se produce de los dos a los tres años.

Dos años:

Los niños pueden seguir algunas instrucciones sencillas y decir unas cincuenta palabras nuevas. Son capaces de combinar algunas palabras en una frase. Pueden seguir una instrucción sencilla de dos pasos. Por ejemplo, "Busca la pelota y dámela".

Tres años:

Su vocabulario ha aumentado a 200 o más palabras. Pueden componer frases de tres o cuatro palabras. Los niños de tres años entienden más y su discurso es más claro. Los padres suelen entender un 75% de lo que dice el niño.

Los problemas de comunicación que puedas notar deben ser revisados. Presta atención a los problemas de audición, el retraso en el habla, la dificultad para seguir instrucciones, el tartamudeo o la falta de claridad en el habla. Cuanto antes se detecten y atiendan los problemas, mejor.

Las habilidades comunicativas positivas son una de las herramientas de crianza más importantes. Dedicar tiempo a animar a tu hijo a que aprenda a hablar, a que desarrolle su vocabulario y a que empiece a expresar sus sentimientos es el comienzo de un avance en su crecimiento.

Hacer y compartir la comida juntos es una de las formas más importantes de desarrollar la conectividad con un niño. Cuando todos estén sentados a la mesa, ofrece a cada miembro de la familia la oportunidad de decir algo sobre su día. Dar y recibir elogios es una forma muy vital de crear un vínculo de comunicación.

Una rutina matutina y otra vespertina son formas estupendas de empezar y terminar el día juntos. No tiene por qué ser una rutina larga, sino algo que hagan juntos. Un paseo por el jardín, jugar con una mascota, lavarse la cara y cepillarse el pelo y los dientes son algunas de las sugerencias de actividades que pueden hacer juntos para empezar el día. Por la noche, ten preparada la rutina del baño y la cena. Incluir un cuento antes de dormir y oraciones nocturnas para bendecir a sus amigos y familiares. Todas estas son buenas habilidades de comunicación y formas de establecer un vínculo con tu hijo.

Haz ejercicio con un programa de paseos o quizás tú y tu hijo disfruten haciendo algo de yoga o nadando o jugando con una pelota. Saca al perro a pasear o ve al parque y haz ejercicio en los aparatos que hay allí. Hacer algo físico es muy positivo y bueno para establecer relaciones.

Pasar un rato juntos en la cocina preparando una comida o haciendo galletas fomenta la comunicación positiva. Intenta hacer algo para compartir con la familia. Puede ser una tanda de galletas o magdalenas. Decorar los pasteles o galletas y compartirlos con la familia es una forma positiva de hacer algo juntos y de compartir el resultado con otro miembro de la familia.

Ponte al nivel de tu hijo y disfruta de estos momentos de calidad juntos.

Este concepto puede ser un poco más difícil si tienes un niño con necesidades especiales en tu familia. Habrá preocupaciones sobre cómo manejar la comunicación y la disciplina. Los padres querrán saber cómo incorporar la crianza positiva y la disciplina familiar a su rutina. Mostrar y compartir el amor con tu hijo con necesidades especiales es la clave para desarrollar su relación especial. Tu hijo con necesidades especiales tendrá diferentes metas que alcanzar y diferentes etapas de desarrollo. Sin embargo, la disciplina, al igual que el entrenamiento y la enseñanza, será importante. Los niños con necesidades especiales necesitan una rutina y límites para sentirse seguros.

Las siguientes pautas no son reglas rígidas de crianza y no tienen en cuenta las diferencias entre los muchos tipos de áreas de necesidades especiales y el mejor enfoque para cada necesidad especial según las necesidades físicas, cognitivas, sociales y emocionales. Son simplemente sugerencias para reconocer las necesidades especiales y ayudar con algunas ideas generales de crianza para alcanzar el objetivo de ser un padre positivo en todas las circunstancias.

Formación, enseñanza y desarrollo de estilos de disciplina para niños con necesidades especiales:

1. Demostrar amor y bondad con un espíritu gentil sobre toda circunstancia.
2. Sé coherente. Los niños con necesidades especiales necesitan saber que vas a reaccionar de forma coherente y que pueden confiar en ti.
3. Aprende todo lo que puedas sobre la discapacidad de tu hijo. Habla con los médicos, especialistas, cuidadores, escuelas especiales, psicólogos y conductistas que puedan estar involucrados en tu apoyo y el de tu hijo.
4. Ten una idea definida del comportamiento aceptable y no aceptable dentro de los límites de la capacidad de tu hijo.
5. Ten consecuencias con recompensas para el comportamiento deseado.
6. Comunícate con mensajes claros y sencillos, y con las expectativas adecuadas.
7. Las rutinas son muy importantes para los niños con necesidades especiales. Ten una rutina establecida que ayude

a tu hijo en momentos estratégicos del día. Por ejemplo, la hora de la comida.
8. Ten paciencia. La paciencia será una de las principales exigencias para crear un vínculo emocional con tu hijo con necesidades especiales.
9. Crea un espacio hogareño seguro para tu hijo con necesidades especiales para que pueda sentirse seguro.
10. Ten confianza en ti mismo y busca ayuda y asesoramiento de especialistas.
11. Estar preparado para realizar cambios siempre que sea necesario.
12. Tómate un tiempo para ti.
13. Sigue creyendo en tu hijo con necesidades especiales y elogia las pequeñas victorias todo el tiempo.
14. Recuerda que la disciplina es una guía, no un castigo.
15. Da instrucciones claras y construye sobre lo que se puede hacer, dando pequeños pasos a la vez basados en tu conocimiento sobre tu hijo.

Al acoger a un niño con necesidades especiales en la familia, recuerda elogiarlo y mostrarle compasión. Tu hijo superará obstáculos mayores que los de un niño normal. Derrochar amor y ser comprensivo con paciencia, con límites seguros, marcará el camino hacia una crianza positiva en un niño con necesidades especiales.

Los niños con limitaciones han superado grandes obstáculos en la vida. Su capacidad para brillar en el campo deportivo y en la sociedad da a todos esperanza y ánimo.

Helen Keller dio a todos estas palabras de sabiduría y una clave para la felicidad.

"Tu éxito y tu felicidad están en ti. Resuelve mantenerte feliz y formarás una coraza invencible contra las dificultades".

Helen Keller, que perdió la vista a los dieciocho meses, se convirtió en autora, defensora de los derechos de los discapacitados, activista política y conferenciante.

El poder de la crianza positiva también reside en estas palabras. Mantener la paciencia y la positividad y alimentar el éxito y la felicidad ayudará a los padres a disfrutar de una crianza sin estrés y con una gran dosis de felicidad.

BUSCAR AYUDA PROFESIONAL.

La crianza de los hijos conlleva diferentes retos y problemas. ¿En qué momento, como padre, debes buscar ayuda profesional? ¿Es prudente buscar la opinión de un profesional o debes limitarte a lo que sabes? ¿Podrías esperar encontrar una solución a través de tu propia experiencia y conocimientos?

Abraham Maslow, psicólogo estadounidense y creador de la jerarquía de necesidades de Maslow, dijo lo siguiente:

"Si la única herramienta que tienes es un martillo, tiendes a ver cada problema como un clavo".

Los padres no están limitados en absoluto al tipo de ayuda que pueden solicitar. No hay necesidad de limitarse a una forma de terapia o una fuente de ayuda. En realidad, encontrar la ayuda adecuada puede resultar abrumador. Hay muchas herramientas en la caja de herramientas de la crianza de los hijos, y diferentes maneras de encontrar el tipo de ayuda adecuado. La crianza de los hijos y la resolución de los problemas no se limitan a un solo método o a un solo recurso.

¿Por dónde empezar si te preocupa?

Empieza por mirar hacia dentro. Prueba algunos métodos de buena limpieza mientras miras hacia adentro los problemas a los que te enfrentas.

Aquí tienes algunas ideas de indicadores de que puedes tener un problema...

- ¿Qué dificultades está experimentando? ¿Están empeorando?
- ¿Algunas de estas dificultades se califican como simples dolores de crecimiento normales, o podrían ser más graves?
- ¿Consideras que las dificultades son cada vez más frecuentes?
- ¿Los comportamientos no deseados se producen en diferentes lugares y en diferentes momentos?
- ¿Haz probado todas tus formas particulares de llegar a resolver el problema, pero nada funciona?
- ¿Te sientes fuera de control y preocupado por los comportamientos?

Antes de correr al especialista más cercano, puede ser útil leer algunos de los problemas comunes que afectan a la mayoría de los niños en algún momento. Cuando estos problemas se te escapan de las manos, o sientes que son problemáticos, una evaluación con un pediatra podría ayudarte a encontrar el especialista adecuado para el tratamiento y el asesoramiento, o la modificación del comportamiento.

Aquí 10 problemas de comportamiento comunes que pueden afectar a muchos niños:

1. Tener una actitud desafiante: ¿Sientes que esta actitud desafiante es más de lo normal?

Es normal que los niños digan "no" a veces e intenten sobrepasar sus límites. ¿Sientes que esta actitud desafiante es más de lo normal?

2. Problemas con la alimentación:

Intenta ser proactivo en el desarrollo de buenos hábitos alimenticios. Asegúrate de que tu hijo no toma la comida a destiempo y luego no estará contento a la hora de la cena.

3. Pasar demasiado tiempo viendo la televisión o utilizando dispositivos electrónicos.

Estos dispositivos pueden convertirse en una adicción. Saber cuándo dejar de verlos es importante, y controlar los canales forma parte de la vigilancia de un posible problema con los dispositivos electrónicos.

4. Mentiras:

Entender por qué los niños mienten es un factor importante. Los niños mienten para librarse de los problemas percibidos, para conseguir más atención o para empezar a sentirse mejor con ellos mismos.

5. Mostrar falta de respeto a los demás.

Insultar a las personas o lanzarles cosas no es respetuoso. Intenta ignorar el comportamiento irrespetuoso.

6. Comportamiento impulsivo:

Los niños pequeños son muy propensos a mostrar un comportamiento impulsivo. Pueden pegarse o gritar cosas sin pensar. El comportamiento impulsivo puede corregirse fomentando la capacidad de pensar y los cambios pueden producirse con la madurez.

7. Hábitos de sueño inadecuados:

La hora de acostarse puede ser muy difícil, y una rutina para acostarse es una de las mejores maneras de establecer unos buenos hábitos de sueño. La constancia es una parte vital para establecer una rutina a la hora de dormir.

8. Agresión:

La frustración suele ser la causa principal de la agresividad. Puede ser que tu hijo no tenga todavía las palabras para decir lo que siente o la destreza para conseguir lo que quiere. Los niños pequeños pueden tener ataques de agresividad nacidos de la frustración. Asegúrate de enseñar a tu hijo a reparar cualquier agresión que haya podido herir a alguien.

9. Comportamiento impulsivo:

Actuar sin pensar es un problema para los niños más pequeños. Es posible que tengas que enseñarles a controlar sus impulsos. Cuando veas que esto no ayuda al problema de comportamiento, elogia el buen comportamiento de ejercer el autocontrol.

10. Rabietas:

Las rabietas se asocian a los "Dos Terribles", la difícil etapa de los niños pequeños. Pueden formar parte del comportamiento de los niños mayores. La mayoría de las rabietas deben ser ignoradas, a menos que puedan causar daño.

Estos son parte de los problemas normales de comportamiento, y normalmente pueden ser tratados en casa o como parte de las intervenciones preescolares, o nuevas rutinas. Sin embargo, si te sientes incómodo o preocupado por alguno de estos problemas, busca consejo o pide una cita para ver a un especialista.

Dificultades preescolares.

Cuando tu hijo entre en el entorno preescolar, tendrá la oportunidad de hablar de las áreas problemáticas con un profesor de preescolar cualificado. Sé siempre sincero con el profesor de tu hijo sobre los problemas que pueda tener. Es muy probable que tu hijo manifieste las mismas dificultades en la escuela, y el profesor de tu hijo lo ayudará a buscar asesoramiento profesional.

El entorno preescolar puede dar señales tempranas de un problema de aprendizaje. Atender a cualquier dificultad lo antes posible es clave para descubrir retrasos en el desarrollo o problemas de aprendizaje. Los niños se desarrollan a ritmos diferentes e incluso en la misma familia las diferencias pueden ser notables. Lo importante es recordar que una intervención temprana puede marcar la diferencia en el desarrollo social y académico.

Las siguientes áreas son las que hay que vigilar e investigar en caso de que sientas que hay un problema en la conversación con el profesor de tu hijo. Hay metas que ayudarán a los padres a decidir si buscan ayuda profesional.

Examina a fondo las siguientes áreas de desarrollo:

Desarrollo del lenguaje.

¿Sientes que su hijo está adquiriendo vocabulario, haciendo preguntas e interactuando contigo? Un niño de tres años debería tener un vocabulario estimado de 200 palabras y ser capaz de nombrar algunas partes del cuerpo y objetos cotidianos. Si te preocupa el área del lenguaje, puede ser que haya una pérdida de audición o un trastorno del procesamiento auditivo. Las infecciones crónicas del oído pueden provocar retrasos en el lenguaje.

Inmadurez.

¿Tu hijo se comporta de forma muy infantil o muestra signos de inmadurez? La inmadurez social puede deberse a varias razones. A los niños les costará hacer la transición a una educación más formal si no tienen el nivel adecuado de madurez social. Los profesores de preescolar tienen mucha experiencia en determinar el nivel de madurez de los niños.

Retrasos en la motricidad gruesa y fina.

Su profesor de preescolar le informará pronto de cualquier dificultad motriz. La motricidad gruesa se refiere a los grandes movimientos y a los juegos al aire libre. La motricidad fina está asociada a la sujeción de un lápiz, o a la manipulación de objetos más pequeños, como los bloques de construcción.

Comportamiento inadecuado con otros niños.

El comportamiento agresivo, el comportamiento antisocial y la falta de cooperación son señales de alguna forma de habilidades sociales deficiente y la escuela puede sugerir que se busque el asesoramiento de un especialista.

Comportamiento destructivo.

La escuela te llamará pronto para hablar del comportamiento destructivo. Los niños pueden ser bruscos con los juguetes, pero hay una diferencia entre ser brusco y ser destructivo. Los niños con problemas de ira, y comportamiento compulsivo pueden necesitar ser vistos por un conductista.

Los padres deben buscar en la caja de herramientas formas de superar los problemas. Hay muchas "herramientas" disponibles y buscar la ayuda de un especialista es sólo una de las formas de obtener ayuda para tus problemas de crianza. No hay que avergonzarse de buscar ayuda y orientación profesional.

L R. Knost, autora galardonada, fundadora y directora de Children's Rights Advocacy, tiene muchas frases alentadoras sobre la crianza amable.

Al considerar la infancia como una época preciosa de la vida del niño, dice:

> "En lugar de criar a los niños que crezcan bien,
> **a pesar de su infancia,**
> Criemos niños que resulten extra ordinarios
> **gracias a su infancia**".

Buscar el consejo de un profesional puede marcar la diferencia en las experiencias infantiles de tu hijo. Los problemas no tienen por qué impedir que los niños tengan una infancia feliz y exitosa.

Hay muchos especialistas disponibles y un buen punto de partida son los médicos y especialistas con los que entrarás en contacto para la mayoría de las necesidades básicas de su hijo. El médico de familia o el pediatra pueden ser el punto de partida para la intervención de un especialista, por lo que es conveniente tener un médico de familia o un pediatra de confianza y establecer una relación con ellos.

Aquí una lista de los médicos básicos a los que acuden la mayoría de las familias.

Médico de cabecera o pediatra:

Elegir un médico de familia o un pediatra es una decisión personal. Estos dos profesionales de la medicina realizarán el examen médico anual de tu hijo, tratarán las enfermedades comunes y gestionarán las vacunas para las enfermedades infantiles. Mientras los niños son muy pequeños, la mayoría de las familias optan por un pediatra para gestionar los problemas de salud. Más adelante en el desarrollo de su hijo, se cambiará a un médico de familia. El médico de familia o el pediatra es el mejor punto de partida si crees que hay un problema médico que debes resolver.

Dentista, o dentista pediátrico.

La higiene dental es muy importante y contar con un dentista desde una edad temprana te ayudará con los retos de cualquier problema dental. El dentista hará radiografías para asegurarse de que los dientes de tu hijo están sanos y te remitirá a un ortodoncista si es necesario. Acostumbrar a tu hijo a visitar al dentista y a cooperar en el sillón es un buen hábito de salud.

Optometrista u oftalmólogo.

El primer examen ocular de tu hijo tendrá lugar al nacer. El médico que atiende el parto inspeccionará los ojos del niño y cómo responden a la luz. A medida que tu hijo crezca y puedas observar más sus necesidades visuales, si sospechas que hay un problema, consultarás a un optometrista o a un oftalmólogo. Ambos especialistas se denominan oftalmólogos, pero el oftalmólogo es el especialista que puede realizar operaciones, mientras que el optometrista prescribe gafas correctoras. Tu hijo puede ser remitido por el colegio o por el profesor de su clase por problemas oculares. Los niños deben someterse a revisiones oculares periódicas, porque unas gafas correctoras marcarán la diferencia en su rendimiento escolar.

Es posible que se necesiten otros especialistas para problemas físicos que ayuden con cuestiones como las alergias, las hormonas y los problemas metabólicos, los problemas de piel y los trastornos de oído, nariz y garganta. El pediatra de su hijo le remitirá a cualquiera de estos especialistas en función del problema.

Alergista:

Las reacciones alérgicas pueden ser muy molestas, especialmente si son la causa subyacente de enfermedades como el asma. El alergólogo comprobará si tu hijo tiene reacciones alérgicas a diferentes sustancias o elementos naturales a los que pueda ser alérgico. Averiguar a qué es sensible tu hijo le ayudará a expresar cualquier cosa que le provoque una reacción alérgica. La intervención posterior puede llevarle a un otorrinolaringólogo, especialista en oídos, nariz y garganta.

Endocrinólogo:

El endocrinólogo es un especialista que examina la producción de hormonas y el metabolismo del cuerpo. Si tu hijo tiene diabetes o un desequilibrio hormonal o problemas con su tiroides o sistema suprarrenal, el endocrinólogo es el especialista al que debe acudir. Es poco probable que los problemas de tiroides y suprarrenales aparezcan hasta que los niños se acerquen a la pubertad.

Dermatólogo:

Tu médico de familia o tu pediatra te remitirán a un dermatólogo por cualquier problema cutáneo. Entre ellos estarían los trastornos cutáneos hereditarios y las marcas de nacimiento. Las erupciones e irritaciones cutáneas graves también pueden incluirse en las alergias.

La salud mental y el estado de comportamiento de tu hijo llevan a los padres a otra forma de atención sanitaria con otra serie de especialistas. La salud mental es una parte muy importante de la atención sanitaria y, mediante la intervención de especialistas, los padres pueden encontrar respuestas y ayuda para diversos problemas de salud mental. La salud mental puede ser mucho más difícil de tratar porque no es visible. Los problemas de salud mental se ven a través de patrones de comportamiento y se necesitan diferentes especialistas para intervenir en las diferentes discapacidades mentales.

Algunas discapacidades son de comportamiento, mientras que otras son cognitivas o genéticas. Todos los niños merecen tener un diagnóstico preciso y el apoyo e intervención correctos para estos trastornos.

Los profesores y el personal asistencial serán los primeros en alertar a los padres de un mal rendimiento escolar o de no poder alcanzar las metas aceptables. La atención a la salud mental abarca muchos especialistas diferentes y distintos métodos de tratamiento. Este es un resumen de algunos de los especialistas y formas de tratamiento. Todo dependerá del problema de salud, la edad del niño y otras circunstancias. Es reconfortante saber que hay especialistas disponibles para hacer que tus problemas y los de tu hijo sean más fáciles de manejar.

Psiquiatra y psicólogos pediátricos:

Estos especialistas colaboran estrechamente en las necesidades emocionales de los niños. El proceso de ayuda a los niños que necesitan asistencia en cuestiones de salud mental comenzará con una evaluación y algunas pruebas psicológicas. Puede ser necesaria la asistencia médica y la psicoterapia. La decisión sobre la terapia y el programa de apoyo adecuados comienza con esta entrevista y examen.

Los problemas de salud mental abarcan una gran variedad de preocupaciones. La ansiedad, la depresión, el afrontamiento del estrés. Los trastornos alimenticios, la gestión del comportamiento, el estrés postraumático y los trastornos obsesivo-compulsivos pueden formar parte de una enfermedad mental. Los niños pueden necesitar pruebas si están posiblemente en el espectro del autismo o tienen problemas de TDA y TDAH. Todos estos problemas mentales pueden detectarse mediante una evaluación, y entonces el niño recibirá ayuda profesional. Probablemente, suena muy atemorizante enfrentarse a problemas de salud mental, pero con la intervención de un especialista hay al menos apoyo y dirección a seguir.

Los consejeros y los diferentes terapeutas en terapia de conversación o terapia de juego ayudan a superar muchos de los problemas de salud mental. Los grupos de apoyo son grandes unidades de terapia para ayudar con cada condición especialmente con el afrontamiento de algunos de los síndromes y trastornos más específicos.

La colaboración con un terapeuta o un grupo de apoyo da a los padres la confianza que necesitan para afrontar los problemas de salud física y mental. Encontrar el equilibrio es un factor realmente importante a la hora de tratar estos temas. No tienes que sentirte el martillo de la caja de herramientas de Abraham Maslow. Únete a otras personas para obtener apoyo en el camino de tu crianza.

Educar a un niño sano y feliz es quizás un acto de equilibrio. Quizá quieras verte a ti mismo como un facilitador. Aquí algunas sugerencias para ayudar a criar a un niño sano y feliz. Se trata de aspectos mentales, físicos y sociales del crecimiento.

Junto con la crianza positiva, deberías encontrar algunas respuestas al ideal de tener un niño sano y feliz.

12 CONSEJOS PARA FOMENTAR NIÑOS SANOS Y FELICES.

1. Sé un buen oyente.

Escuchar es una habilidad parental realmente vital. Los niños necesitan sentir que les prestas toda tu atención. Cuando escuchas a los niños prestándoles toda tu atención, puedes leer su lenguaje corporal y escuchar lo que dicen.

2. Incentiva estar al aire libre.

Pasar tiempo apreciando el aire fresco y disfrutando de la belleza de la naturaleza es otro aspecto del crecimiento que ayuda a crear felicidad

3. Dedica tiempo a las oportunidades de juego.

Los niños aprenden jugando. Jugar a juegos imaginativos o construir con bloques y juguetes de construcción forman parte de los momentos felices del crecimiento.

4. No hagas comparaciones injustas.

Respeta que cada uno de tus hijos es único y tiene sus propios puntos fuertes. Nunca hagas comparaciones injustas.

5. Ayudar a los niños a estar en contacto con sus sentimientos.

Reconocer los sentimientos ayuda a los niños a adaptarse a sus emociones y a manejar la ira y los sentimientos negativos, así como los sentimientos felices.

6. Hagan recuerdos felices juntos.

Los recuerdos conforman las tradiciones familiares y, a medida que los niños crecen, sus memorias familiares les ayudarán a superar los momentos difíciles y a consolidar sus sentimientos de felicidad.

7. Fomentar todo tipo de esfuerzos.

Motiva siempre a los niños con tus palabras de ánimo. Las palabras de afirmación son importantes para fomentar la autoestima y la confianza.

8. Dales algunas responsabilidades.

Hay que dar responsabilidades a los niños, empezando por pequeñas tareas en la casa o por mantener sus propias cosas en buen estado. La responsabilidad y el cuidado de las posesiones hacen que se tengan sentimientos positivos sobre las cosas buenas que se tienen.

9. Tener hábitos saludables de alimentación y ejercicio.

Hábitos alimenticios correctos y asegurarse de que el niño hace ejercicio ayudan a mantener el cuerpo y la mente positivos y felices.

10. Controla el tiempo de pantalla.

Dicen que todo con moderación, y esto es cierto para el tiempo que se pasa viendo la televisión. Es conveniente controlar lo que ve tu hijo y bloquear los programas violentos y agresivos. No favorecen la felicidad.

11. Elogia los esfuerzos sinceros.

A los niños les encantan los elogios. Haz que sea un elogio sincero por algo bien hecho y muestra aprecio por los actos de bondad.

12. Sé feliz tú mismo.

Parte del fomento de la felicidad es ser feliz dentro de uno mismo. Dedica tiempo a tu vida personal y a hacer algo que te haga sentir bien para fomentar tu propio estado de felicidad.

Sobre todo, agradece lo que tienes y muestra gratitud a los demás por lo que aportan a tu vida a diario. Una actitud de gratitud contribuye en gran medida a la felicidad.

III

HABLEMOS DEL ENTRENAMIENTO PARA IR AL BAÑO

Vamos a empezar esta sección del libro con una rápida visión general del entrenamiento para ir al baño.

Cuando llega el momento, ¿estás preparado para ello y tu hijo está listo para ser entrenado?

Nuestra guía de aprendizaje del orinal abarca un programa basado en -

¡HORA de enseñarle a tu hijo a usar el INODORO!

1. **T** tiempo ……… ¿cuándo es el mejor momento?
2. **I** interesantes… datos para conocer esta fase
3. **M** mentalmente…. preparado para este evento
4. **E** equiparse … para un mejor resultado

…….. para empezar a entrenar a tu hijo a usar el orinal.

Así que, vamos a lanzarnos a esta sección del libro……

8

¿CUÁNDO ES EL MEJOR MOMENTO PARA EMPEZAR A ENTRENAR A IR AL BAÑO?

TIEMPO: El tiempo es una de las claves del éxito. Encontrar el momento adecuado no sólo depende del tiempo, sino también de la preparación. Tu hijo tiene que haber alcanzado un nivel de preparación en varias áreas de desarrollo. En función del crecimiento y la madurez de cada niño, este tiempo puede variar. Encontrar el mejor momento o el más adecuado depende de varios factores. Los expertos en desarrollo infantil coinciden en que un buen momento para empezar es entre los 18 meses y los 3 años. Durante ese tiempo, observa a tu hijo y controla estas áreas de desarrollo que indican que está preparado para empezar a usar el orinal.

Preparación emocional:

¿tu hijo muestra un deseo de ser más independiente? ¿Tu hijo quiere hacer cosas por sí mismo? La preparación emocional contribuye a que esté preparado para el aprendizaje del orinal. Es un momento en el que tu hijo es más consciente de que te escucha y te responde.

Preparación física:

¿Tu hijo puede sentarse solo y mantener el equilibrio en el orinal o en el asiento del inodoro, si elige un asiento de entrenamiento para el inodoro para niños? Utilizar el orinal con éxito forma parte del aprendizaje de diferentes habilidades. Es la continuación de sentarse, gatear, ponerse de pie y caminar. El éxito del aprendizaje del orinal está relacionado con la capacidad de tu hijo de apoyarse en el orinal y de llegar a él. Al principio, los padres le ayudarán, pero al final el niño debe llegar al orinal por sí mismo.

La preparación social:

¿Tu hijo responderá a algunas instrucciones sencillas y será capaz de sentarse durante un rato? ¿Tu hijo puede mirar libros o participar contigo mientras lo entrenas para la rutina del entrenamiento para ir al baño? ¿Muestra tu hijo interés por lo que ocurre en el baño? Es posible que tengas que renunciar a parte de tu intimidad porque tu hijo tiene curiosidad por lo que ocurre en el baño. Fomenta pequeños juegos con juguetes simulando que va al baño. Todas estas actividades ayudan a los niños a concienciarse de que van al baño y a cooperar con el entrenamiento para ir al baño.

"Siempre es el momento de hacer lo correcto".

— MARTIN LUTHER KING

Sin embargo, en el caso del aprendizaje para ir al baño, si se empieza demasiado pronto o cuando no se dan las señales adecuadas, el programa de aprendizaje puede salir mal. Empezar demasiado pronto, antes de que tu hijo esté preparado, puede tener repercusiones y acabar provocando retrasos.

Sería mejor, con el entrenamiento para ir al baño, tener la mentalidad que te dice...

Puedes hacer lo correcto cuando sea el momento adecuado.

Sentir que es el momento adecuado para empezar el aprendizaje para ir al baño es más fácil si se comprueban estos logros o etapas de desarrollo. Hazte estas preguntas para decidir si es el momento adecuado o si necesitas algo más de tiempo antes de que tú y tu hijo estén preparados para el aprendizaje para ir al baño y todo lo que conlleva este gran paso.

<u>¿Empiezas a ver signos de independencia?</u>

Tu hijo quiere intentar vestirse solo. Ponerse los zapatos al revés y decir "yo lo hago" son indicios de que quiere ser independiente. Intentar alimentarse por sí mismo y sentarse en sillas de adulto son indicios de que tu hijo está deseando crecer y ser independiente. El inevitable NO, y la actitud desafiante durante la fase de los dos años, te muestran esa actitud de querer mandar. Estas son las señales que buscas.

<u>¿Su hijo muestra interés por ir al baño?</u>

Cada vez que vas al baño, una personita te sigue y quiere saber qué estás haciendo. Se lavará alegremente las manos mientras tú lo haces y puede fingir que va al orinal. Algunos niños pequeños se deleitan desenredando el rollo de papel higiénico y arrastrándolo por la habitación. Tu hijo está interesado en el baño.

¿Notas que tu hijo está seco durante más tiempo?

Es útil observar el tiempo que transcurre entre los pañales secos y los mojados. Puede que te sientas aventurero y dejes el pañal fuera mientras tu hijo juega en el jardín. Fíjate en cuándo defeca y si hay un patrón en los momentos del día en que lo hace. Estos son indicadores de que hay un mayor control de estas funciones corporales.

¿Tu hijo podrá ponerse y quitarse los pantalones de aprendizaje?

Parte del entrenamiento consiste en ponerle los pantalones de entrenamiento. Cuando tu hijo empiece a vestirse solo, empezará a ponerse su propia ropa interior. Es mucho más fácil entrenar al niño para ir al baño cuando puede manejar esta habilidad. Le ayudará a llegar al orinal a tiempo y a organizarse. Cuando tu hijo sea capaz de quitarse la ropa interior, es posible que también esté preparado para tener una mejor percepción de la necesidad de ir al orinal. Llegará un momento en que tu hijo pueda ir al baño y utilizar el orinal de forma independiente.

¿Puede tu hijo empezar a seguir instrucciones sencillas?

¿Tu hijo es capaz de escuchar instrucciones sencillas como levantarse o sentarse? ¿Recuerda tu hijo las palabras "pipí" y "caca" que tú has elegido? ¿Te llama si necesita ayuda? Todos estos son signos de una mayor comunicación y madurez.

¿Ha alcanzado tu hijo los logros físicos de sentarse, levantarse y caminar?

¿Tu hijo se mueve bien y se mantiene sentado? ¿Puede caminar hasta el orinal y sentarse en él durante unos minutos? Si tu hijo aún está aprendiendo estos pasos de crecimiento físico, no sería conveniente introducir otra habilidad para que se las arregle con el aprendizaje de sentarse en el orinal.

¿Tu hijo puede permanecer sentado durante un breve periodo de tiempo?

Sentarse en el orinal y conseguir orinar o defecar requiere cierto tiempo. Tu hijo tiene que ser capaz de sentarse en la posición correcta en el orinal o en el asiento del inodoro para niños. Si tu hijo no es capaz de permanecer sentado durante un rato, sentarse en el orinal va a resultar difícil. Sería mejor tener algunas sesiones de práctica sin expectativas durante un tiempo. Los niños pequeños son capaces de convertir el momento del orinal en momentos de manipulación y lucha de poder. Hay que tener cuidado con esto si se empieza el entrenamiento antes de que el niño esté preparado. Pueden decidir utilizar esta actividad como una forma de ganar poder psicológico sobre ti.

¿Tu hijo puede comunicarse con algunas palabras sencillas?

Tiene que haber un elemento de comunicación entre tú y tu hijo. Debes preguntarte si eres capaz de atraer la atención de tu hijo y conseguir que se siente en el orinal durante un rato. ¿Puedes distraer a tu hijo de lo que está haciendo para que se siente en el orinal? Eso es un indicio de que puedes iniciar una rutina de ir al baño.

¿Tu hijo está contento de cumplir con la rutina del orinal?

Parte del entrenamiento para ir al baño implica lavarse las manos y mantenerse limpio después de usar el orinal. Tu hijo tendrá que seguir instrucciones para completar la rutina del orinal. ¿Crees que tu hijo está preparado para escuchar tus sencillas instrucciones y empezar a seguir una rutina en el baño?

¿Notas que las deposiciones son más regulares?

Una vez que tu hijo haya empezado a comer comidas sólidas de forma más rutinaria, y que se haya adaptado a un patrón diario de comidas y horas de sueño, debería haber pruebas de que las deposiciones son cada vez más regulares. Esto es un indicio para ti de que tu hijo podría ir al orinal a horas regulares durante el día. Es más probable que sea capaz de actuar en el orinal. Llegar a esta etapa de regularidad ayuda a tu hijo a conocer las señales que indican la necesidad de ir y sentarse en el orinal.

¿Ves señales de que a tu hijo no le gusta llevar el pañal sucio?

Cuando los niños empiezan a decir a sus padres que han ensuciado el pañal o se sienten incómodos e indican que no les gusta esta sensación, están listos para empezar a usar el orinal. Los calzoncillos de entrenamiento suelen ayudar a sentir la sensación de ensuciar porque, a diferencia del pañal, el proceso de defecación se puede sentir. En esta etapa, muchos niños pequeños dejarán de hacer lo que están haciendo para informar de que se han ensuciado los pantalones.

Estar atento a todas estas señales es importante y un factor que contribuye a la preparación para empezar a usar el orinal. Sin embargo, muchos padres se preguntan si hay una edad recomendada. ¿Qué edad debe tener un niño pequeño para empezar a usar el orinal? Aunque existen pautas, no hay una regla rígida como una fecha límite o una fórmula de "Pronto, listo, ya". La razón es que cada niño es un individuo en todos los sentidos. No es posible poner un nombre y una fecha a cualquier función corporal o logro del desarrollo.

Existen fechas de preparación sugeridas y posibles normas, pero como padre es realmente difícil fijar el reloj para el "Día del Orinal". Lo más importante a la hora de elegir una fecha son las señales que da tu hijo de estar preparado para empezar a ir al baño.

Estos son algunos intervalos de 6 meses que puedes considerar para empezar a entrenar. Mira el posible escenario en cada nivel de edad y procesa la teoría en ese nivel. ¿Se adaptaría a tu hijo y a su estilo de vida empezar a entrenar en alguno de estos intervalos?

De 0 a 12 meses. Conocido como el entrenamiento de los bebés para ir al baño.

Esto suena muy extraño para muchos padres. En lugares como la India, China y África oriental, los padres aprenden a reconocer la señal de su hijo de que está listo para hacer sus necesidades. El padre o la madre sostiene al bebé en el lugar designado y, cuando el niño orina o defeca, el padre o la madre emite un sonido que, con el tiempo, se asociará con ir al baño. Obviamente, el bebé y el padre deben estar juntos todo el tiempo para que esto funcione inicialmente.

Edad de 12 a 18 meses. Bebés mayores y niños pequeños.

Esta fue una fase muy popular que se inició durante los años 20 y 30, cuando los bebés llevaban pañales de tela y las madres eran muy cuidadosas con sus hijos. La tendencia actual es esperar más tiempo. Los niños pequeños son muy activos a esta edad. Están aprendiendo a caminar y a explorar. Están demasiado ocupados descubriendo su mundo como para querer sentarse en un orinal. Puedes intentarlo en esta etapa, pero guíate por los pasos del desarrollo de tu hijo.

De 18 a 24 meses. Estar atento a los signos de preparación para ir al baño.

Esta parece ser una edad popular para empezar si crees que tu hijo está preparado. Busca las señales de preparación y decide si tu hijo está preparado. Una de las señales más importantes es el deseo de ser más independiente y una mayor conciencia de los signos físicos de ir al baño. Si tu hijo no coopera en esta fase, es mejor no forzar la situación y acabar con una lucha de poder entre vosotros.

Más de 24 meses.

Alrededor de los 24 meses parece ser un momento muy popular para empezar el entrenamiento para ir al baño. Los estudios han demostrado que los niños aprenden más rápido a esta edad. Empezar el entrenamiento para ir al baño mucho más tarde puede dar lugar a problemas de incontinencia. Los niños que no han aprendido a controlar el flujo de orina mediante el entrenamiento para usar el orinal pueden tener dificultades para controlar la orina.

Otro factor a tener en cuenta a la hora de empezar a usar el orinal es la salud del niño. Un niño que no tenga problemas intestinales, como diarrea o estreñimiento, tendrá una mejor experiencia al empezar a usar el orinal. Un niño relajado y sin estrés emocional también encontrará más fácil la transición al orinal. Por último, un niño que esté dispuesto a cooperar tendrá una experiencia mejor y más positiva.

No hay una regla fija sobre el momento de empezar. A la mayoría de las familias les gusta empezar alrededor de los dos años. Tarde o temprano, los padres decidirán cuándo empezar, basándose en su conocimiento del proceso y en las señales de que su hijo está preparado.

Si decides empezar antes y probar el método de preparación de bebés, tendrás que estar cerca de tu hijo todo el tiempo para trabajar con sus necesidades. El método de preparación de bebés no es adecuado para las madres que trabajan, ya que requiere mucho tiempo. Tiene la ventaja de que no se necesitan pañales y se evitan los sarpullidos. El método de preparación de bebés crea un vínculo muy fuerte entre madre e hijo.

Empezar mucho más tarde tiene otras consideraciones porque hay una preocupación médica por la incontinencia y la falta de motivación para ser más independiente. Un niño que empieza tarde puede ser objeto de burlas por parte de sus compañeros y sentirse ansioso por ser diferente. Muchas escuelas infantiles o preescolares prefieren que los niños acudan al colegio sin pañales.

Hay un tiempo para todo. Un tiempo y una estación. Cada niño estará preparado en diferentes momentos y en diferentes estaciones. El mejor momento es aquel en el que tanto tú como tu hijo pequeño se sientan preparados para empezar. El uso de libros de aprendizaje para ir al baño con pautas y estímulos te ayudará a encontrar el momento adecuado para ti y tu hijo. Estar preparado y tener confianza como padre es igual de importante en la parte del entrenamiento para ir al baño.

Revisa estas ideas sobre el tiempo de preparación y tómate un tiempo para sentirte preparado.

- Tómate el tiempo necesario para llegar al orinal con una charla sobre el mismo.
- Haz tiempo para leer algunos libros con historias divertidas sobre el orinal.
- Disipar el mito de que el entrenamiento para ir al baño es un gran problema difícil de superar.
- Dedica un tiempo a preparar la zona del orinal en el baño. Esto le indica a tu hijo que se acerca el momento de usar el orinal.
- Encuentra momento para preguntarle a tu hijo sobre el orinal. A continuación, juzga por las reacciones de tu hijo a tus conversaciones si está lo suficientemente interesado como para empezar a usar el orinal.
- Es importante calcular el tiempo y dedicar el tiempo suficiente al aprendizaje. No es aconsejable empezar el aprendizaje para ir al baño antes de un acontecimiento familiar importante, una mudanza, la llegada de otro bebé o un cambio de colegio. Los acontecimientos importantes son inquietantes y no son un buen momento para empezar.

Piensa en la dirección que tomas y en el objetivo final. Se ha dicho que:

"La gente suele quejarse de la falta de tiempo cuando el verdadero problema es la falta de dirección".

Según Zig Ziglar, autor y orador motivacional estadounidense.

Los capítulos que siguen a éste te darán la dirección y la motivación para encontrar el momento adecuado y tener éxito en el entrenamiento para ir al baño.

DESCIFRANDO LOS HECHOS Y ACLARANDO LOS CONCEPTOS ERRÓNEOS DEL ENTRENAMIENTO PARA IR AL BAÑO

INTERESANTE:

Sí, como padre que empieza a entrenar a su hijo para ir al baño, descubrirás que hay mitos y conceptos erróneos interesantes. Tal vez hayas escuchado algunos de ellos antes, pero ahora que estás entrenando a tu hijo para ir al baño, te preguntas si hay algo de verdad en los mitos.

"El enemigo de la verdad no es muy a menudo la mentira, deliberadamente artificiosa y deshonesta, sino el mito, persistente, persuasivo e irreal".

— JOHN F. KENNEDY

Los mitos y las leyendas pueden llegar a formar parte de nuestro sistema de creencias, transmitidas a lo largo de los años, que pronto se convierten en lo que consideramos una verdad. ¿Cuántos de estos mitos has escuchado y cuántos te parecen verdaderos?

Desmintamos los mitos.

#1. Mito - Empezar el entrenamiento para ir al baño demasiado pronto puede causar retención de orina y estreñimiento.

Realidad - No se trata de lo pronto que se inicie el proceso. El aprendizaje para ir al baño depende de una serie de factores, entre los que se encuentra la disposición para empezar a utilizar el orinal o el asiento del inodoro. El momento adecuado depende de cada niño. Sin embargo, existen objetivos físicos y, una vez alcanzados, sentarse en el orinal y saber que es manejable. Esto no tiene nada que ver con posibles problemas de orina o estreñimiento.

#2. Mito - Tu hijo decidirá cuándo es el momento adecuado para empezar.

Realidad - Tu hijo te lo hará saber a través de su interés por el orinal y el uso del baño. Los padres deben fomentar el interés por el orinal y ayudar a enseñar a su hijo las habilidades necesarias. Mostrar interés es sólo una parte del proceso de preparación. Los padres también deben estar preparados para iniciar el proceso de entrenamiento. Se trata de un entrenamiento, porque vas a enseñar a tu hijo a hacer algo que no sabe hacer. Puede que tu hijo muestre interés, pero eso no significa que te esté diciendo que ese es el día en que van a empezar el entrenamiento para ir al baño.

#3 Mito - La guardería infantil hará la formación.

Realidad - Es necesario que haya un trabajo en equipo con aportaciones tanto de tu parte como de la guardería. Algunas guarderías prefieren que los niños estén entrenados para ir al baño antes de ser aceptados. Ponte en contacto con tus cuidadores y adáptate a su rutina para que juntos consigan un niño pequeño entrenado para ir al baño. El factor positivo del aprendizaje en la guardería es que los niños aprenden de los demás. Todos los pequeños del grupo de tu hijo irán al baño durante la hora de ir al baño. Los aseos y las instalaciones están adaptados a los niños, lo cual es un factor añadido que hay que tener en cuenta cuando los niños están en una guardería. La guardería ayuda sin duda al proceso, pero los padres también deben participar en él.

#4 Mito - Los niños son más difíciles de entrenar que las niñas.

Realidad - La preparación para usar el orinal o para empezar el entrenamiento es un logro individual. No está relacionado con el sexo. Los niños pueden parecer menos interesados en mantenerse limpios, pero pueden hacerse a la idea de cómo funcionan las cosas más rápidamente. Las niñas pueden querer estar limpias y ordenadas y encontrar el uso del baño como una parte deseable de su rutina. No es posible generalizar y atribuir un comienzo lento al sexo del niño.

#5 Mito - Empezar demasiado pronto altera la vejiga.

Realidad - La vejiga es un músculo que no se ve afectado por el uso temprano. Lo que sí es cierto es que a los 2 o 3 años el niño tiene más control sobre los músculos que rodean la vejiga. Los músculos del esfínter y del suelo pélvico son más fuertes y pueden retener la orina. La vejiga es capaz de retener más orina a los 2 o 3 años.

#6 Mito - Los accidentes después del entrenamiento para ir al baño significan que has fracasado.

Realidad - Seguro que hay accidentes o signos de regresión. Tu hijo puede estar emocionado por algo y tener un accidente. Tal vez tu hijo esté absorto en una actividad y se olvide de ir a usar el orinal. Esto no significa que hayas fracasado. Sé paciente y comprensivo y sigue con la rutina si es posible.

#7 Mito - Los pañales no ayudan en el proceso de entrenamiento para ir al baño.

Realidad - Los pull ups tienen su lugar, pero como son similares en cierto modo a un pañal con materiales absorbentes, tu hijo pequeño puede no sentir la sensación de hacer sus necesidades. No asociará lo que ocurre cuando necesita ir al orinal y lo que ocurre si tiene un accidente. Los pull ups pueden utilizarse como medida provisional, pero al ser muy similares en cuanto a los materiales que utilizan para ser absorbentes, tienen una sensación más parecida a la de un pañal. El entrenamiento con calzoncillos o pantalones de entrenamiento suele ser más eficaz que los pull ups.

#8 Mito - El entrenamiento para ir al baño es un momento maravilloso para establecer vínculos y relaciones.

Realidad - El entrenamiento para ir al baño es un trabajo duro y los accidentes ocurrirán. El entrenamiento para ir al baño requiere paciencia y comprensión, así como perseverancia. Es un momento de motivación constante y puede que todos los días no se produzca un momento de unión feliz. La experiencia depende de muchos factores, por lo que no tiene por qué ser un momento de unión perfecto.

#9 Mito - Los aplausos emocionados y las grandes recompensas son esenciales para conseguir un buen entrenamiento para ir al baño.

Realidad - Aunque algunas recompensas son buenas, es importante evitar recompensar en exceso o aplaudir y animar en exceso. Esto presiona a tu hijo para que actúe ante ti cada vez que se sienta en el orinal. Los elogios son mejores cuando se trata de un hecho bien hecho y no de todo un coro de vítores y aplausos. Las tablas de recompensas funcionan bien cuando tu hijo es lo suficientemente mayor para entenderlas.

Hacer y responder preguntas es una parte importante de la comprensión de cómo los niños aprenden a usar el orinal y la mayoría de las veces los padres se hacen las mismas preguntas.

Preguntas frecuentes para ayudar a aclarar mitos y malentendidos sobre el aprendizaje del uso del orinal.

Aquí tienes 10 de las preguntas más frecuentes explicadas para ti.

#1. ¿Hay diferencias en la forma de entrenar a un niño o a una niña?

A. Las introducciones al entrenamiento para ir al baño y la aplicación de la preparación son más o menos las mismas, excepto que la anatomía es diferente. El entrenamiento para ir al baño es un poco más complicado para los niños. La diferencia se debe obviamente a las diferencias naturales entre niños y niñas. Es una buena idea empezar de la misma manera con los niños sentados inicialmente para orinar. Cuando los niños están preparados para ponerse de pie y orinar como un hermano mayor o un padre, el proceso cambia y es un poco más complicado. Los niños tienen que aprender a orientar el pene en la dirección correcta y, si necesitan defecar, deben pasar de la posición de pie a la de sentado. Sigue los pasos para pasar de la posición sentada a la de pie y a la de apuntar en el orinal, al igual que papá. Asegúrate de proporcionar un escalón para que todo sea fácil y cómodo para tu hijo. Haz que su papá se involucre para proporcionar el apoyo masculino adicional.

#2. ¿Cuál es la edad en la que la mayoría de los niños aprenden a usar el orinal?

A. En general, los niños aprenden a usar el orinal alrededor de los dos años. Sin embargo, no hay un momento determinado ni una fecha específica para el aprendizaje del uso del orinal, sino que depende de la preparación individual de cada niño para esta actividad. El control y la disposición para ir al orinal durante el día suele producirse entre los dos y los tres años de edad. El control durante la noche sólo puede alcanzarse entre los 3 y 4 años y medio de edad.

3. ¿Debo preocuparme si mi hijo ha estado seco durante un tiempo y luego empieza a tener accidentes?

A. Pueden ocurrir accidentes o alguna regresión. Puede ser una reacción a algún tipo de estrés. Cosas como una mudanza, el comienzo de un nuevo colegio, la llegada de otro bebé o un acontecimiento inusual en la familia. Hay muchos tipos de incidentes que pueden desencadenar un accidente. Intenta averiguar de qué se trata y ofrécele cariño, paciencia y tranquilidad para que se recupere.

4. ¿Pueden los niños ir directamente al baño y no usar el orinal?

A. La elección de usar el orinal o el inodoro depende totalmente de ti y de tu hijo. Algunos niños se sienten más seguros en el orinal con los pies en el suelo. Otros niños están contentos de usar un asiento de inodoro en el inodoro principal. Hay asientos de inodoro para niños pequeños muy fáciles de usar. Escoge uno que se adapte a tus necesidades y pon un escalón para ayudar a tu hijo a alcanzar el asiento.

5. ¿A qué edad del programa de control de esfínteres debe preocuparse un padre de que su hijo no consiga ir al orinal y deshacerse de los pañales?

A. Por lo general, a los cuatro años la mayoría de los niños consiguen utilizar el orinal con éxito. Puede haber un problema si tu hijo no llega a usar el orinal a los cuatro años. Una visita a su médico de cabecera podría ayudarle a entender si hay un problema del que preocuparse.

6. ¿Qué hacer si ves que tu hijo no está contento con el inicio del aprendizaje para ir al baño?

A. No tiene sentido insistir con un niño que se resiste. Dejar el proceso en suspenso durante un tiempo no le hará daño y, a la larga, es mejor empezar el entrenamiento cuando se haya alcanzado la preparación emocional, así como las etapas física y social.

#7. ¿Por qué los niños tardan más en aprender a hacer caca en el orinal?

Los niños pueden tener miedo a la sensación de defecar. Este aspecto del aseo puede tardar más en controlarse. Es muy importante no crear problemas con las deposiciones. Reconoce que se producen y anima a usar el orinal o el inodoro. Cuando se produzcan accidentes, vacíe la caca en el orinal y luego en el váter para enseñarle a tu hijo dónde va la caca y cómo tirarla. Sigue la rutina de lavarse las manos.

8. ¿Cuáles son las palabras más usadas en el entrenamiento para ir al baño?

A. Los padres deben elegir estas palabras con cuidado y tratar de utilizar las palabras populares en la escuela de juegos o entre las familias. Nunca se sabe cuándo tu hijo pequeño dirá que tiene necesidad de ir al baño. Utilizar palabras de uso común para estas funciones hace que sea menos embarazoso y más fácil de entender para otras personas relacionadas con tu hijo. La tendencia actual es criar a los niños conociendo los nombres correctos de las partes del cuerpo. Sin embargo, la función real de orinar o defecar a una edad temprana tiene su nombre de "bebé" hasta que los niños no hablan realmente de lo que tienen que hacer. Orinar suele llamarse "pipí" o "pipí". Los niños suelen decir pipí y las niñas pis o algunos niños dicen pichí para referirse a la necesidad de orinar. La caca o popó o doo doo, son las opciones más habituales para una evacuación intestinal. La acción general para ir al baño puede ser "ir al baño". Por lo general, los niños superan estos términos, pero mientras están aprendiendo es más fácil utilizar los términos que usan la mayoría de los niños y cuidadores para estas funciones.

9. ¿Cuánto tiempo se tarda en enseñar a un niño pequeño a usar el orinal?

A. No hay un momento fijo para marcar el comienzo y el final del aprendizaje para ir al baño. Lo que hay que recordar es que tu hijo está aprendiendo una nueva habilidad. Es un proceso y requiere práctica. No se trata de una carrera para llegar a la meta, sino que la habilidad puede llevar más tiempo a diferentes niños. Puede haber altibajos en el camino, pero con paciencia y tiempo tu hijo aprenderá a usar el orinal o el inodoro.

10. ¿Es muy difícil entrenar a tu hijo con necesidades especiales para ir al baño?

A. Dependiendo de la medida de la discapacidad puede necesitar ayuda profesional. Aquí algunos consejos generales para ayudar en esta área de experiencia.

Cómo enseñar a ir al baño a un niño con necesidades especiales.

Enseñar a ir al baño a un niño con necesidades especiales siempre será una experiencia diferente. Afortunadamente, existen organizaciones, especialistas y grupos de apoyo para ayudar a los padres con sus hijos con necesidades especiales. Tu rutina de entrenamiento para ir al baño dependerá en gran medida de la naturaleza de la discapacidad de tu hijo. Es muy importante que cuando empieces a entrenar a un niño con necesidades especiales para usar el inodoro o el orinal tengas en cuenta los logros del desarrollo y no su edad cronológica. Muchos de los signos de preparación se aplican a un niño con necesidades especiales, pero la diferencia es que un niño con necesidades especiales tendrá retrasos físicos y mentales.

Los niños con discapacidades físicas tendrán problemas para aprender a ir al orinal o al baño. Es posible que no puedan vestirse y desvestirse solos o lavarse las manos después de ir al baño. Existen asientos de inodoro e inodoros de entrenamiento muy fáciles de usar para niños con necesidades especiales. Hay que tener tiempo y paciencia para saber qué es lo mejor y más adecuado para tu hijo con necesidades especiales.

Los niños con necesidades especiales que acuden a un centro de acogida o a una guardería pueden aprender a utilizar el orinal o un inodoro modificado para su uso. Entrar en una nueva rutina puede ser difícil para los niños con retrasos en el desarrollo. La comunicación es un factor importante. Los niños con necesidades especiales no verbales pueden aprender signos que les ayuden a comunicarse.

Este proceso con niños con necesidades especiales necesitará una cuota extra de paciencia y una reacción tranquila ante los accidentes durante las primeras etapas del entrenamiento. Las recompensas ayudarán a comunicar el éxito. Intenta observar la rutina de tu hijo y descubrir si hay un patrón con el que puedas trabajar. Si tienes algún problema, no temas buscar ayuda profesional. Hay muchas maneras de que alguien con experiencia en ayudar a niños con necesidades especiales pueda ayudarte a encontrar el camino del éxito en el entrenamiento para ir al baño.

¿ESTÁS MENTALMENTE PREPARADO?

PREPARACIÓN MENTAL:

La preparación mental puede parecer una parte bastante intensa del entrenamiento para ir al baño.

Muchos hemos oído hablar de la expresión "la mente sobre la materia". Es una expresión vinculada a diferentes filosofías y que se encuentra en diferentes contextos. La mente sobre la materia está centrada en la mente y está vinculada a la doctrina espiritual y a la psicología. Es la capacidad de poner la mente por encima de una condición física y seguir adelante. La teoría ha sido clonada en una frase muy conocida:

"¡A los que les importa no importa y a los que importa no les importa!"

Esto podría ser un factor muy consolador cuando, como padre, te encuentres luchando en la fase de aprendizaje del orinal con tu hijo pequeño. La preparación mental para esta fase te ayudará a saber qué es lo que importa y lo que no. ¿Quién importa en el proceso? Prepararse mentalmente es muy importante.

Puede que haya momentos en los que te sientas cerca de los juegos de guerra, pero si te pones en el estado de ánimo adecuado tu entrenamiento para ir al baño podría ir mucho mejor. Ten tu estrategia a punto y decide cómo va a funcionar este tiempo de entrenamiento para ti y tu hijo.

No tiene por qué ser un juego de guerra, ni un thriller psicológico, mientras tu hijo entra en una lucha de poder contigo. El entrenamiento para ir al baño bien hecho es algo valioso y es, de hecho, el primer paso hacia la independencia de tu hijo.

George. S. Patton, general estadounidense de la Segunda Guerra Mundial, y talentoso comandante de tanques, dijo:

*"Es mejor luchar por algo
que vivir por nada".*

Qué cierto es esto para los padres que quieren superar las dificultades del aprendizaje del orinal. Todos los padres quieren salir ganando con un niño bien entrenado y un logro de la crianza cumplido.

<u>Prepárate en este capítulo para algunos movimientos mentales y la preparación para el desafío mental del entrenamiento para ir al baño.</u>

Y oh, querido, ¡hay una caca accidental!

¿Cómo vas a reaccionar ante un accidente? Esta es una pregunta crucial. Si quieres tener una experiencia pacífica y productiva, prepárate para los accidentes ¿Vas a enfadarte cuando acabas de sacar a tu hijo del baño y ponerle el pijama y se hace caca por accidente? ¿Querrás castigar a tu hijo inmediatamente? ¿Te sentirás totalmente angustiado porque tu entrenamiento para ir al baño no está funcionando?

La respuesta es "NO, más bien hay que estar preparado" para los accidentes, que seguro que ocurren.

Si sabes que las cosas no van a salir a la perfección la primera vez, o quizás ni siquiera la segunda o la décima, entonces mentalmente estás preparado y estar preparado es una gran parte de la batalla. Afírmate a ti mismo que un pequeño desliz en el camino no es el final del viaje. A veces hay que dar un paso adelante y dos atrás antes de ponerse en marcha.

Aquí algunos consejos para que te sientas proactivo y preparado en caso de accidente.

- Ten el orinal en un lugar conveniente, fácil de alcanzar y listo para su uso.
- Prepara un kit de limpieza para esos pequeños accidentes. Puede ser una cesta con papel de cocina y un producto de limpieza a mano. Unos guantes de goma para protegerte y las toallitas de limpieza necesarias para el bebé con un par de pull ups o calzoncillos de emergencia. Guarda todos estos

artículos en un lugar práctico y listo para usarlos si los necesitas con urgencia.

- Lleva siempre una bolsa de pañales a las salidas con todos los elementos necesarios para el bebé en caso de accidente. Esas prácticas bolsas en las que puedes meter los pañales sucios o los calzoncillos de aprendizaje en caso de accidente para eliminarlos más tarde. Esto hace que una situación de emergencia sea menos estresante.
- Ten a mano algunos libros o juguetes como distracción si necesitas un tiempo de limpieza tranquilo.

Dicen que es mejor prevenir que curar. ¿Cómo puedes evitar que se produzca un accidente? Hay señales a las que puedes prestar atención y palabras que puedes decirle a tu hijo para indicarle que necesita ir al baño rápidamente.

- Conoce bien a tu hijo y busca las señales de que puede necesitar el orinal. Señales como moverse o juguetear en la zona genital indican la necesidad de ir al orinal.
- Enseña a tu hijo una canción para ir al baño como forma de decirte que necesita ir al baño
- Cuando estés en casa, asegúrate de que la puerta del baño esté siempre abierta para que tu hijo pueda acceder fácilmente al orinal.
- Dile a tu hijo que se dirija al cuarto de baño si tiene un accidente y que te pida ayuda. Es más fácil limpiar en el baño que en la nueva alfombra del salón.

¿Qué tipo de accidentes puedes esperar?

- Una vez que empieces a dejar a tus hijos sin pañales, hay muchas posibilidades de que no lleguen al orinal a tiempo y mojen el suelo o se hagan caca en los pantalones del entrenador. Es un asunto sucio, pero también el comienzo de la concienciación, ya que tu hijo experimenta la expulsión de la orina o la defecación.
- Los pequeños accidentes en la cuna a la hora de la siesta pueden dar lugar a grandes limpiezas cuando tu hijo pequeño decide experimentar con el desorden creado.
- Los accidentes cuando estás fuera de casa o visitas a la abuela pueden ser realmente molestos. Estas son las ocasiones en las que necesitas la bolsa de viaje de golosinas para la emergencia accidental.
- Los accidentes en la bañera pueden ser un drama si tu hijo comparte el baño con otro hermano o si han decidido darse un baño rápido juntos. Recoger las cacas y dirigirse al baño no es muy divertido, pero te alegrarás de que tu hijo pueda salir de la bañera secado y espolvoreado con polvos sin que se produzca ningún daño.

Conoce tu carácter.

Mientras te preparas para el entrenamiento para ir al baño, puede ser útil pensar en tu temperamento. Conocer el tipo de carácter que tienes puede ayudarte a entender cómo y por qué reaccionas de determinadas maneras. ¿Eres tranquilo y controlado por naturaleza? Tal vez seas volátil y te descontroles con facilidad. Piensa en tu tipo de personalidad y en tu temperamento. Hay cuatro tipos básicos de temperamento y a veces una persona puede caer en dos de las cuatro categorías. Merece la pena conocer estos tipos de temperamento y ver cómo encajas en sus áreas.

Los cuatro tipos de temperamento son:

1. **Sanguíneo**
2. **Flemático**
3. **Melancólico**
4. **Colérico**

Comprueba si encajas en alguna de estas descripciones. Conocer tu temperamento puede ayudarte a entender cómo podrías reaccionar ante el momento de enseñar a tu hijo a ir al baño. Es posible tener dos tipos de temperamento que se superponen y que se conocerían como tipos de temperamento primario y secundario. Una vez que conozcas el tipo de carácter que tienes podrás anticipar tu reacción ante los accidentes.

Sanguíneos:

Este es el tipo de temperamento más común. Este tipo de temperamento disfruta con los demás. Son extrovertidos, habladores y les gusta ser sociables. A los Sanguíneos no les importa trabajar con otras personas. Son optimistas y divertidas. Establecen relaciones con otras personas con facilidad. Pueden ser francos e hiperactivos. A veces están tan ocupados disfrutando que se olvidan de lo que están haciendo. Les gustan los deportes y las actividades al aire libre. Por lo general, es divertido estar con ellos, pero no les gusta ser rechazados y quieren ser aceptados.

Flemáticos:

Este temperamento es el otro tipo más común, pero es el opuesto al sanguíneo. Tienden a ser introvertidos. Trabajan con otros para alcanzar un objetivo común. Son fáciles de llevar y pacientes, pero les gusta ceñirse a una rutina y no son muy partidarios de hacer cambios en ella. A los flemáticos les gusta llevar una vida tranquila. Son miembros leales de la familia. No toman decisiones rápidamente y rara vez son ambiciosos.

Melancólicos:

Este grupo suena como si fuera un grupo deprimido con el uso de la palabra melancolía. Sin embargo, la palabra melancolía utilizada aquí describe a un grupo de personas precavidas. Son concienzudos y les gusta encontrar lo que es correcto. Los melancólicos pueden ser perfeccionistas. Tienden a ser lógicas y analíticas. Este temperamento es generalmente bien organizado, pero puede ser ansioso. Necesitan toda la información disponible antes de tomar una decisión.

Coléricos:

Este tipo de temperamento se encuentra con menos frecuencia en la mayoría de las personas. Las personas coléricas son extrovertidas y llenas de confianza. Son asertivas y contundentes en su estilo de comunicación. Son personas que asumen riesgos, son independientes y tienen una voluntad fuerte. Este grupo de personas son creativas y siempre tienen buenas ideas, pero no tienen muchos amigos ya que carecen de empatía con los demás.

Observar estos diferentes tipos de carácter puede darte una idea de cómo te enfrentarías a los accidentes en el entrenamiento para ir al baño. De hecho, conocer tu carácter te ayudará en todo el proceso de aprendizaje para ir al baño. Tú puedes ser una combinación de dos de estos rasgos. Uno que es el carácter primario con el otro que es el secundario. Ningunos de estos rasgos son perfectos y cada uno de ellos tiene elementos de lo que podría ser visto como carácter negativo de cara al entrenamiento para ir al baño.

Sanguíneo:

Extrovertidos, pero tan ocupados en su propio mundo que se olvidan de las necesidades de los demás.

Flemático:

Introvertido, le gusta la rutina, pero no le gustan los cambios.

Melancólico:

Consiente, pero cauteloso. Organizado, pero ansioso.

Colérico:

Extrovertido lleno de confianza, pero carente de empatía.

Identifica el temperamento que mejor se adapta a su tipo de personalidad, y, a través del conocimiento de sus obstáculos personales puedes ayudarle a superar cualquier obstáculo emocional que pueda percibir como parte de su rutina de entrenamiento para ir al baño.

Ahora que tienes tu propia mente pensando correctamente, es conveniente recordar que tu bebé también tiene una mente propia. El cerebro de tu bebé empezó a desarrollarse cuando aún estaba envuelto en tu vientre. El cerebro del bebé duplica su tamaño en el primer año, y a los tres años ha alcanzado el 80% de su capacidad adulta. Tratar con un niño pequeño hasta los tres años significa que ya estás tratando con un ser pensante, casi completamente conectado. Los niños pequeños son perfectamente capaces de hacer juegos mentales.

Empezar a tener una mente propia es una importante etapa cognitiva del desarrollo. Esto forma parte de la exploración del mundo que les rodea y seguro que ponen a prueba tus límites. El aprendizaje para ir al baño es una de las áreas clave para estas luchas de poder, y tu hijo pronto reconoce que es el momento perfecto para superar tus límites. La clave para superar las luchas de poder asociadas al entrenamiento para ir al baño es no reaccionar de forma exagerada y recordar que se trata de un programa de entrenamiento. Reconoce que llevará tiempo y que estás enseñando una habilidad. No se trata de poder, sino de aprender lecciones de vida.

Aquí tres consejos sencillos, pero eficaces, que le ayudarán a mantener la calma durante estos momentos.

Consejo 1.

Ser súper organizado con todo lo que se necesita y parte de una rutina que planeas tener. Estar organizado y tener todo te da una sensación de poder sobre la situación. Estás preparado. Puede haber algunos fallos, pero en general, lo tienes organizado.

Consejo 2.

Hazlo divertido para quitarte la presión tanto a ti como a tu hijo. Los libros, los juguetes, las canciones, la tabla de recompensas, la elección del orinal adecuado y la ropa interior limpia contribuyen a que el aprendizaje del orinal sea positivo. Prueba a utilizar un temporizador para avisar de la próxima hora del orinal. De este modo, tu hijo tendrá una sensación de control, ya que podrá gritar: ¡la hora del orinal! Esto puede ocurrir cuando el temporizador se apaga. Así tendrá un pequeño momento de control.

Consejo 3.

Sé amable contigo mismo. Tú eres parte de este equipo y durante el tiempo que tu hijo esté aprendiendo a ir al baño no olvides recompensarte de alguna manera. Cuando te sientes fuerte y positivo es más fácil ser paciente y constante. Sentirás que el programa está funcionando.

Nuestras palabras son poderosas. Tenemos ventaja sobre nuestros hijos pequeños porque llevamos hablando mucho más tiempo que ellos. Las palabras pueden hacer o deshacer el carácter de una persona. Una parte crucial del aprendizaje para ir al baño es utilizar las palabras con cuidado. Construye relaciones positivas mientras tu hijo aprende la habilidad de ir al baño.

El éxito del entrenamiento para ir al baño es un buen momento para animar a tu hijo y decirle frases positivas como:

'Estoy muy orgullosa de ti'.
Sé que has dado lo mejor de ti".
'Me haces sentir feliz'
'Me encanta ser tu padre/madre'.
'"Puedes volver a intentarlo mañana'.
'Lo has hecho muy bien'.

Y así sucesivamente, siempre animando y nunca enojándose o criticando.

Evitar algunos de los errores más comunes que cometen los padres y cuidadores en este momento te ayudará a tener la tranquilidad que necesitas mientras tú y tu hijo pequeño intentan dominar esta habilidad. Algunas de estas sugerencias pueden parecer muy obvias y otras pueden hacerte reflexionar un poco más sobre cómo entrenar al niño para ir al baño con éxito.

1. Nunca empieces a enseñar a tu hijo a ir al baño cuando haya otros problemas estresantes. Las mudanzas, los cambios de colegio, la llegada de un nuevo bebé a casa, los problemas familiares o las enfermedades son factores estresantes que dificultan el aprendizaje de algo nuevo.
2. No hagas un gran drama de un accidente. Los accidentes ocurren. Hay que ocuparse de ellos en el momento y luego pasar a otra cosa.
3. No fuerces a tu hijo a usar el orinal. No servirá de nada si tu hijo no está preparado para ello. Comprueba que todos sus signos de desarrollo son perceptibles y luego empieza a intentarlo.

4. No dejes que tu hijo luche con la ropa difícil, organízate con ropa cómoda para tu hijo que pueda ponerse o quitarse. Cuando estés en casa, deja que tu hijo corra sin pañal.
5. No descartes las preocupaciones o dudas que pueda tener tu hijo con respecto al uso del orinal. Sé sensible a todas las preocupaciones que pueda tener por si se resbala del asiento, en el caso de que utilices un asiento de váter, o por el sonido de la cisterna del váter. Puede que a tu hijo le preocupe el estrés de que la caca que ha hecho sea tirada por el váter.

¡Lo mejor de estar preparado mentalmente se dice mejor en las tres P's!

P paciencia, **P** perseverancia y **P** planificación
... Tres P y perdona el juego de palabras.

P de paciencia, es absolutamente un factor clave. Tendrás accidentes, tendrás días en los que te retrasarás o en los que tu plan no irá como es debido. Necesitará paciencia para superar este periodo. La paciencia te llevará muy cerca del éxito y es una parte importante del proceso mental.

P de perseverancia, sigue adelante, al final lo conseguirás. Al final, algo se quedará en la mente de tu hijo y tu paciencia dará sus frutos. Sin duda, lleva tiempo y hay que perseverar.

P de planificación, porque es importante planificar y tener un propósito, respaldado por la estrategia que crees que funcionará mejor para tu familia y tu hijo.

La preparación mental es tan importante como la organización física, así que ponte a tono. Haz que tu hijo también se suba al carro y juntos conquistarán el proceso de aprendizaje para ir al baño.

PREPARAR EL EQUIPAMIENTO

EQUIPAMIENTO:

La preparación es la columna vertebral de cualquier evento que requiera cierta planificación y organización. Como bien saben los padres, planificar cualquier cosa que implique a los niños pequeños, es garantía de que se necesita preparación. El primer indicio de ello fue la preparación para el nacimiento del bebé. De repente, se trataba de un caso de "y el bebé hace que sean tres". La vida cambia con la responsabilidad de un miembro más en la familia, sobre todo porque el nuevo miembro no es capaz de decidir o hacer mucho por sí mismo.

"Si no te preparas, te preparas para fracasar".

— BENJAMIN FRANKLIN

El aprendizaje para ir al baño, uno de los logros más importantes de la primera infancia, requiere preparación. Se trata de un acontecimiento en la vida de tu hijo en el que quieres tener éxito. Todos los padres esperan que llegue el día en que se dejen los pañales y su hijo esté seco durante el día. Después de la sequedad diurna, llega el final de las dichosas noches secas. Inevitablemente, existen numerosos dispositivos comerciales y productos recomendados.

¿Qué elegir como padre? La primera vez quieres hacerlo bien. Después, ya tienes un poco más de experiencia, pero es posible que quieras ampliar tu unidad de entrenamiento para ir al baño a medida que vayan apareciendo nuevos aparatos en el mercado.

Estos son algunos de los elementos básicos y otros que no están de más en el departamento de orinales.

Orinal, o silla de orinal, o asiento de inodoro.

La elección depende realmente de ti y del espacio que tengas en el baño y de tu hijo. A la mayoría de los padres les gusta empezar con un orinal pequeño. Es fácil de guardar y se puede trasladar de una habitación a otra si es necesario. Los orinales son más elaborados, y algunos pueden incluso tirar de la cadena. Date una vuelta por el departamento de bebés de la tienda local o por una tienda de bebés y mira lo que hay disponible. Elijas lo que elijas, necesitarás algo para que tu hijo se siente mientras aprende a ir al baño.

Taburete para el baño.

Necesitarás un escalón para que tu hijo pueda alcanzar los grifos y el lavabo. El taburete también será necesario para subir al asiento del inodoro si te has decidido por uno. Es importante que el niño en formación se sienta seguro y protegido. Si tu hijo utiliza diferentes baños, ten un peldaño para cada uno de ellos, para que se sienta seguro con el mismo equipamiento en cada baño.

Un extensor de grifo.

El extensor es otro complemento útil de la pila. El extensor permite que el niño se relacione más fácilmente con el agua, ya que ésta entra en la palangana a través de un extensor. El extensor puede ayudar a mezclar el agua caliente y el agua fría. Si la temperatura del agua del grifo es muy caliente, considera la posibilidad de bajarla a una temperatura más moderada mientras tu hijo aprende a usar el lavabo.

Ropa interior.

Salir a elegir los pantalones de niña o niño grande es un momento muy emocionante para tu hijo pequeño. Disfrutarán buscando un superhéroe o unas bonitas bragas favoritas para niñas. Es posible que prefiera empezar con unos pantalones de entrenamiento con un tacto más absorbente antes de aventurarse a usar sólo calzoncillos. El aspecto importante de pasar del pañal a los calzoncillos es que tu hijo pequeño puede empezar a sentir lo que es tener la ropa interior mojada o sucia. Los calzoncillos de aprendizaje son reutilizables y más respetuosos con el planeta.

Pull-ups

Los pull ups pueden ayudar a tu hijo a empezar a usar el pañal, pero como siguen absorbiendo la orina, no ofrecen la experiencia de orinar o defecar. Los chupetes son una gran ayuda para las horas de la siesta y la noche, o para las salidas y los viajes.

Hay más sugerencias, por otros motivos, para aumentar tu repertorio de artilugios. El entrenamiento de tu hijo pequeño puede ser más fácil con un orinal y un protector contra salpicaduras. La transición de estar sentado a estar de pie para los niños pequeños se hace más fácil con algunas especialidades para niños. Los mini orinales para niños facilitan el aprendizaje del uso de un orinal a los niños que necesitarán saberlo para el colegio, y para ir a los baños públicos con papá.

Además, si eres un viajero, hay una gama de asientos de inodoro y orinales portátiles que puedes plegar y salir. Prepárate con tu kit de viaje y una esterilla para cambiarlo, toallitas húmedas, una muda y el tipo de calzoncillos o pull ups que hayas decidido utilizar.

Hay muchos estilos diferentes y tipos de equipamiento para el entrenamiento del orinal. Toma un cierto tiempo para mirar qué está disponible en el Internet, y éste te dará una idea de los diversos tipos de artículos de la ayuda del entrenamiento y de sus precios. Cuando estés familiarizado con lo que hay en el mercado y tengas tiempo para ir a comprar el orinal con tu hijo pequeño, tendrás una idea de lo que crees que es adecuado y puedes permitirte.

Para que el aprendizaje del orinal tenga éxito, es necesario contar con algún material de apoyo. Uno de los retos iniciales es convencer a tu hijo de que se siente en el orinal durante un breve espacio de tiempo para adquirir el hábito. Sentarse y esperar a que ocurra algo puede que no esté todavía en el entendimiento de tu hijo. Los libros son una gran distracción.

Selecciona algunos libros interesantes que tu hijo disfrute mirando mientras esperas el inapreciable sonido de algo que encuentra su camino hacia el orinal. Hay libros encantadores sobre el orinal para niños y cuentos sobre el orinal que les ayudarán a ponerse en situación. Añade otros libros interesantes sobre temas que sepas que les interesan. Los libros con figuras y rompecabezas ayudan a involucrar a tu hijo en algo que va a mantener su atención. Los libros ayudarán a tu hijo a sentarse en la posición correcta para ayudarle a señalar físicamente al cerebro que es hora de hacer algo en el orinal. La repetición de este hábito de sentarse, esperar y mirar los libros podría ser el desencadenante que le indique a tu hijo que es el momento de ir al orinal.

Si tienes espacio en el cuarto de baño, prepara una zona de orinal con el orinal o el asiento del váter listos para la acción. Incluye una cesta con libros y algunos juguetes con los que tu hijo disfrute jugando. Elige el tipo de juguetes que mantengan a tu hijo felizmente ocupado haciendo algo mientras está sentado. Por ejemplo, los juguetes para apilar o los juguetes para colocar formas. Poner música en un xilófono o incluso escuchar canciones sobre el orinal será entretenido, y mantendrá a tu hijo convenientemente inmovilizado mientras tú le ayudas con las demás rutinas de aprendizaje para ir al baño.

Al principio, cuando introduzcas el orinal en tu cuarto de baño, lleva algunos juguetes y haz algunos juegos de rol con los juguetes mientras usan el orinal. Un muñeco para mojar, y hay una versión para niños, es una gran ayuda, ya que tu hijo puede alimentar al muñeco y luego ver cómo se moja en el orinal. Vale la pena dedicar tiempo a los juegos de rol en el baño. Aprender a lavarse las manos, a tirar de la cadena y familiarizarse con las palabras para ir al baño será de gran ayuda en los próximos tiempos.

Cuanto más tiempo dediques a la preparación, más podrás evaluar si tu hijo está llegando a la fase de preparación para ir al baño. Si a tu hijo no le interesa nada de lo que le cuentes sobre el baño y la rutina, puedes estar seguro de que aún no está preparado para el aprendizaje para ir al baño. Prueba otras tácticas para despertar su interés.

Aquí tienes algunas sugerencias:

- A los niños les puede gustar que papá o un hermano mayor pase tiempo con ellos hablando de la rutina del niño y de lo estupendo que será ir al baño como papá.
- Las niñas disfrutarán de todo un escenario de muñecas bebé, con un cambiador y un rincón de mimos para su muñeca que moja.
- Prueba a practicar el tiro al blanco para los niños, con los artilugios de tiro al blanco que puedes poner en el inodoro
- Inventa una canción para ir al baño que aprendan a cantar juntos. La rima infantil 'De Esta Forma' es muy adaptable y se añade fácilmente a la lista de cosas que hay que hacer alrededor de la morera. La rima ya tiene un verso para

lavarse las manos. Tómate la libertad de añadir otras actividades que formen parte de tu rutina de aseo.

Recompensas.

El debate sobre las recompensas en el entrenamiento para ir al baño es constante.

Realmente no hay una respuesta correcta o incorrecta sobre las recompensas. Piensa en el motivo por el que va a dar una recompensa y en cómo piensa celebrarlo con el incentivo de la recompensa. A veces, un pequeño incentivo contribuye en gran medida a fomentar el éxito. El peligro es exagerar las recompensas y acabar con un niño temeroso que no es capaz de rendir y complacerte. El otro peligro es que se produzca una lucha de poder cuando tu hijo se dé cuenta de que ir al orinal es REALMENTE importante para ti. Éstas son algunas de las preguntas discutibles que se hacen los padres sobre las recompensas.

¿Debes recompensar a tu hijo por una habilidad básica para la vida?

Los padres responsables no quieren caer en la trampa de premiar cada pequeña cosa que hace su hijo. Desarrollar una rutina en casa para las actividades cotidianas, como lavarse los dientes y cepillarse el pelo, les permite saber que hay algunas cosas que todos hacemos simplemente porque forman parte de nuestra vida. Cuando nos levantamos de la cama por la mañana no se nos recompensa. Un pequeño incentivo para empezar a aprender una nueva habilidad no es una mala idea. Usar el orinal correctamente y leer las señales del cuerpo es una nueva habilidad. La dificultad estriba en mantener las recompensas y la vara de los logros alcanzados en un nivel realista. Todo con moderación para que las recompensas no se vayan de las manos.

¿Puede que el exceso de premios provoque luchas de poder entre tú y tu hijo?

Sí, tu hijo es inteligente y capta rápidamente las cosas que te alegran y entristecen. La manipulación es una gran arma, y un niño pequeño inteligente pronto captará el lenguaje corporal y las reacciones que tienes hacia el entrenamiento para ir al baño. Aquí es donde se pondrá a prueba tu paciencia. En el momento en que veas las señales de que tu hijo está tratando de ejercer su poder sobre ti, detente y revisa tu entrenamiento para ir al baño. Pronto sabrás si el intento de obtener resultados positivos en el entrenamiento para ir al baño se está convirtiendo en una lucha de poder. Entonces es el momento de dar marcha atrás y dejar la historia del orinal para más adelante.

¿Un sistema de recompensas causa demasiado estrés si tu hijo no puede rendir y, por lo tanto, no puede obtener una recompensa?

Sí, el estrés de intentar actuar a demanda alterará a tu hijo, especialmente si no está preparado para el aprendizaje del orinal. Fíjate en las señales que indican que tu hijo está preparado. Vigila atentamente las deposiciones rutinarias de tu hijo y cuándo tiene ganas de orinar. Estas señales te ayudarán a entender si hay un momento rutinario que puedes aprovechar. Pero ve paso a paso y día a día, porque es posible que tu hijo aún no esté preparado.

¿Cuáles son las mejores recompensas, algo tangible o intangible?

Las recompensas tangibles, como los premios o las golosinas, deben ser supervisadas cuidadosamente. Hay diferentes ideas para estas recompensas. Las recompensas tangibles pueden acercarse a los sobornos. Hay que tener un plan o una tabla de recompensas, para ayudar a que se den y no sean sólo una recompensa esperada.

Las recompensas intangibles como palabras de afirmación, aplausos, chocar los cinco o aplaudir a lo grande son grandes maneras de recompensar sin la expectativa de un regalo o un dulce. También existe el peligro de exagerar el entusiasmo físico de la recompensa y presionar demasiado a tu hijo para que rinda. Se sentirán preocupados de que, sin algo en el orinal, tú te sentirás decepcionado, y la canción y el baile no se producirán.

¿Premiar por cada cosa o modificar las recompensas?

Lo mejor es mantener la sencillez y tener en cuenta la edad de tu hijo. Si están preparados para una tabla de recompensas, ésta es una buena manera de llegar a un nivel de éxito y ofrecer una recompensa por alcanzar un objetivo. De este modo, se evidencia la fijación de objetivos y se incentiva el esfuerzo por alcanzarlos. Juntos pueden calcular al final de la semana cuántas pegatinas se han ganado. Lo que quieres es animar a tu hijo a que se sienta orgulloso de lo que hace y a que no tenga que pedir una recompensa por todo lo que hace en casa.

Ahora ya tienes todo preparado. Dedica tiempo a los juegos de rol en el cuarto de baño para mostrar a tu hijo cómo funciona todo. Si tiene hermanos mayores, estarán encantados de enseñarle a su hermano pequeño cómo funciona el baño. Dedica mucho tiempo a hablar de esta nueva habilidad. Es un gran acontecimiento, lo mires como lo mires. Es un gran paso hacia la independencia y el control de una función corporal para tu hijo. Es un gran paso para ti a medida que tu hijo avanza hacia la independencia.

Intenta no dar por sentado el aprendizaje del uso del orinal. No es como aprender a sentarse o a caminar. Dales tiempo y espacio y algunas recompensas para animarles.

El Dr. Seuss tiene una forma estupenda de situar las filosofías de los adultos en un contexto infantil. La próxima vez que te sientas frustrado por el aprendizaje del uso del orinal, presta atención a estas palabras.

"Me alegro de que hayamos pasado momentos juntos sólo para reír y cantar una canción,
Parece que acabamos de empezar y luego, antes de que te des cuenta,
Los tiempos que tuvimos juntos se fueron".

El entrenamiento para ir al baño, y la preparación para el evento, es sólo un corto tiempo en la vida de tu hijo. Es una parte importante del tiempo que compartirá con su hijo.

EL PLAN DE 7 PASOS PARA ENSEÑARLE A TU HIJO A IR AL BAÑO EN POCOS DÍAS

Bien hecho. Estás listo para el plan de 7 pasos.

Has completado la sección del TIEMPO.

Echemos un vistazo a la parte del Orinal y entremos en la parte práctica.

El espectáculo debe continuar. ¿No es así? Estás preparado, equipado y listo para empezar.

En los días de la arena del circo el maestro de ceremonias siempre decía...

"¡El espectáculo debe continuar!"

Independientemente de que faltara un elefante o de que un trapecista no tuviera trapecio, el espectáculo continuaría y continuó.

Ahora ha llegado el momento de que tu espectáculo de orinales continúe. Has ensayado, conoces tus líneas y el escenario está preparado. La estrella está esperando entre bastidores. El vestuario y el atrezzo están listos. El programa está listo para seguir. Es el momento de comprobar que el plan de siete pasos se ha cumplido y que el espectáculo está listo para rodar, es el momento de abrir el orinal.

¡Que empiece el espectáculo!

Sigue los siete pasos para estar preparado para correr el telón y dejar que la estrella entre en escena.

Paso 1. Ensayos.

¿Has hecho algunos ensayos para preparar el evento? Dedicar tiempo a practicar el uso del orinal es una parte muy estratégica de los siete pasos. Podrías haber hecho algunos juegos de rol con juguetes o contigo mismo mientras pasas tiempo en el baño preparando todo en la zona del orinal. Leer libros sobre el orinal es otra forma de ensayar el acto.

Paso # 2. Conoce tus líneas.

Este es el paso en el que has enseñado a tu hijo las palabras que piensas utilizar para ir al baño y para lo que se hace allí. Si tu hijo va a un centro de preescolar, intenta elegir las palabras que utiliza su centro de enseñanza. Asegúrate de que tu hijo puede seguir instrucciones sencillas como lavarse las manos o tirar de la cadena. ¿Sabe tu hijo cómo pedirte que vayas al baño o cómo ayudar en el proceso de limpieza? Todo esto forma parte de las líneas que puedes enseñar. Comprueba que conoce las palabras para el aseo, cómo llamar tu atención y evitar un accidente.

Paso 3. Prepara el escenario.

En este paso tienes que comprobar que has preparado la zona del baño con todo el material de aseo que necesitarás. Has elegido sabiamente entre la gama de orinales, sillas de orinal o asientos de inodoro. Incluye los extras que creas que tu hijo disfrutará para que este evento sea manejable. Tu hijo tiene que saber cómo hacer la entrada al escenario y cómo salir.

Paso # 4 La estrella está lista.

Has comprobado que la estrella está preparada para esta experiencia. La estrella conoce las líneas, la forma de usar el escenario y lo que significa empezar a usar el orinal. La estrella está bien ensayada y lista para actuar.

Paso # 5 El programa.

El programa del espectáculo está planificado y todos conocen su parte. Hay una hora de apertura y otra de cierre. Tiempo para los descansos y tiempo para que cada acto tenga lugar. El escenario está preparado. Cuando se abra el telón y comience el espectáculo, todos estarán preparados para este gran momento.

Paso # 6 Vestuario y Accesorios

La ropa adecuada está lista. Ya te has decidido por los calzoncillos o braguitas de entrenamiento. Los chupetes están disponibles si los necesitas para una emergencia, o para tus primeras sesiones nocturnas. Has añadido algunos libros y un aparato para el grifo, si crees que uno marcará la diferencia. Has planeado algunas distracciones y juegos para jugar si necesitas que tu hijo se concentre y pase más tiempo en el baño.

Paso # 7 Aplausos, aplausos y Oscars para ser premiados.

Hurra, tu estrella del orinal ha actuado con éxito y todos reciben una ovación de pie por su actuación. Este es el momento de sacar las recompensas y felicitar a tu hijo por el papel que ha hecho. Esperas que haya repeticiones y que se reitere la actuación.

Estos son los siete pasos para el éxito. Repásalos y márcalos en tu cabeza y decide si tu hijo es bueno y está preparado para el espectáculo. Si tienes dudas, quizá necesites más tiempo de ensayo antes de lanzarte al espectáculo.

Cuando estés listo para el espectáculo, puede que sólo necesites un fin de semana para terminar el entrenamiento que has estado haciendo.

El método de fin de semana de tres días está disponible para que lo pruebes cuando estés seguro de que has cubierto el plan de siete pasos para estar preparado. El plan de tres días requiere todo su tiempo y atención durante los tres días. Se recomienda, especialmente si eres un padre que trabaja o la vida durante la semana es demasiado agitada con otros hermanos, que te tomes un día libre del trabajo o de la familia y estés preparado para pasar tres días de tiempo de entrenamiento intenso con tu hijo pequeño. Este plan va a consistir en comprometerse a usar el orinal durante todo el día. Los padres o el entrenador designado para los tres días deben estar 100% concentrados en la tarea.

Parte de la preparación consistirá en explicarle a tu hijo lo que le espera durante los tres días de extravagancia con el orinal. Retira el último pañal en la mañana en que comienzas el entrenamiento para ir al baño en el enfoque de tres días de entrenamiento para ir al baño. Dile a tu hijo que se acabaron los pañales.

Prepárate para los accidentes. El método de los tres días de entrenamiento para ir al baño recomienda que, para tener éxito, tu hijo vaya sin pantalones. Utiliza unas camisetas viejas extra largas para cubrir la zona privada del niño, pero sin pañal ni zapatillas debajo. Quieres que tu hijo sienta lo que ocurre cuando orina o defeca. Algunos padres optan por utilizar calzoncillos o ropa interior, pero recuerda que el objetivo de este ejercicio es que tu hijo aprenda a conocer sus funciones corporales. Estarás a su lado para explicarle lo que ocurre o para ayudarle a ir al orinal.

Debe haber un horario riguroso y mucho aporte de líquido porque quieres que su vejiga funcione. A lo largo del día, llevarás a tu hijo al baño para que use el orinal. Cada 30 minutos es un buen intervalo para ello, pero estate atento a las señales de tu hijo e intenta no crear resistencia antes de haber empezado. A veces tendrás suerte y otras no. Los intervalos de 30 minutos son sólo para la sesión de entrenamiento de 3 días, después los niños deben ir en momentos estratégicos como al despertarse, antes y después del desayuno, antes y después de la hora de la merienda, de la comida, antes y después de la siesta y lo último antes de acostarse. Esta rutina ayudará a que las funciones corporales de tu hijo se adapten también a un ritmo.

Al final de los tres días, tú serás el juez en función del rendimiento de tu hijo. ¿Cómo le fue al final? Pregúntate si tu hijo ha sido consciente a la hora de decirte o mostrarte sus esfuerzos. ¿Sentiste que era realmente consciente de lo que significa usar el orinal y el baño? Si es así, estás en el buen camino y deberías ver una diferencia en la capacidad de tu hijo para ir al baño o pedirte ayuda. Si no has notado ninguna diferencia, entonces tu hijo no estaba preparado para este paso. Lo mejor para todos sería volver a los pañales y quizás usar pantalones de entrenamiento cuando tu hijo esté en el jardín. No pasa nada si vuelves al principio y vuelves a empezar los pasos en otra ocasión.

Deja toda la preparación en su sitio. Puede que un día tu hijo diga de repente que quiere usar el orinal. Vuelve a intentarlo cuando esté preparado, pero no fuerces la cuestión del uso del orinal. La táctica de entrenamiento que elijas es realmente la que mejor se adapte a tu vida familiar y al temperamento de tu hijo. Infórmate sobre los distintos métodos y luego prueba el que creas que puede funcionar.

Aquí tienes otros tres métodos que puedes probar

El método orientado al niño (CO) o el enfoque Brazelton

Este método depende enteramente de que el niño esté interesado mientras los padres lo llevan a través de cuatro pasos diferentes.

- Primer paso: Conocer el orinal y sentarse en él completamente vestido. El mensaje es: sí, el orinal es divertido.
- Segundo paso: Sentarse en el orinal sin pantalones ni pañal, con algunos elogios, pero no demasiado. Sigue siendo divertido.
- Tercer paso: Sentarse en el orinal después de ensuciar un

pañal. El contenido del pañal se pone en el orinal. Se le dice al niño que aquí es donde va la caca y el pis. Se meten en el orinal y luego en el váter.

- Cuarto paso: El niño se queda sin pañal durante un rato y se le anima a sentarse en el orinal. Puede usar el orinal y eso se celebra como un éxito. Si no utiliza el orinal, el sistema queda en suspenso y el proceso de CO puede volver a iniciarse más adelante. Es un proceso lento, pero al final el niño llega al punto en que el uso del orinal es algo natural.
- BRICOLAJE: Todo el proceso se deja en manos del niño para que lo resuelva física y mentalmente. Se le proporciona todo el equipo adecuado y el niño lo descubre pasando un rato al aire libre sin ropa interior y sabiendo que el orinal está ahí para que lo use cuando sea el momento adecuado. Este método se basa en la presión de los compañeros y en la imitación de los miembros de la familia. No hay ninguna presión, pero puede llevar mucho tiempo.
- Orinal dirigido por los padres: Los padres elaboran un calendario de visitas al orinal y llevan a su hijo al orinal en esos momentos concretos. Los horarios coinciden con las comidas, las siestas, la hora de acostarse y los momentos intermedios. El horario tiene en cuenta las observaciones de los momentos en los que el niño ha hecho pipí o caca y trata de incluir esos momentos entre ellos. Este método depende de que los padres o el cuidador estén allí todo el tiempo para ayudar al niño que está aprendiendo.

A esto se añade el método de los tres días. El método de los tres días es más exigente para los padres y tiene el componente añadido de la suciedad. Puede que no se adapte a todo el mundo. Sin embargo, de todos los métodos existentes, el de los tres días es el que tiene la mayor tasa de éxito en proporción al menor tiempo. Depende en gran medida de que tu hijo esté preparado para este método y para el aprendizaje del orinal en general.

Tomar un descanso.

La idea de tomarse un descanso es algo que hay que tener en cuenta. Ayuda a interponer algo de tiempo y espacio entre la presión de conseguir un buen entrenamiento y tener una buena relación con tu hijo. Tomarse un descanso no es una señal de fracaso. Es simplemente un respiro para ti y para tu hijo y un tiempo para reagruparse. Lo harás bien, sólo te estás tomando un respiro, una pausa o un tiempo de descanso. Un intervalo.

¿Cuáles son algunas de las razones por las que te tomarías un descanso?

¿Has oído la expresión

"Puedes llevar un caballo al agua, pero no puedes hacer que beba".

Si el entrenamiento para ir al baño te hace sentir así, es hora de tomarse un descanso. Cuanto más intentes forzar el tema, más obstinado y difícil se pondrá tu hijo.

Estas son otras razones comunes para tomarse un descanso:

- Rechazo a sentarse en el orinal. No lo fuerces, tu hijo no está preparado.
- No es capaz de ponerse y quitarse los pantalones. Esto puede causar frustración y una mala actitud para ir al orinal.
- Tu hijo no está preparado para seguir instrucciones sencillas. No está preparado para ir al baño, todavía depende demasiado de ti.
- Todavía está tratando de encontrar un patrón para las deposiciones de tu hijo.
- Tu hijo no es capaz de permanecer sentado el tiempo suficiente para permanecer en el orinal.
- Sensación de miedo por parte de tu hijo pequeño a sentarse en el orinal o en el asiento del váter.
- Algo que ocurre en casa y que supone una alteración de la rutina o un trastorno de la vida familiar. Como una mudanza o la espera de otro bebé.

Sean cuales sean las razones que se te presenten, tómate un descanso y regrésate. Vuelve al entrenamiento para ir al baño y te alegrarás de haberte tomado un tiempo.

Cuando vuelvas a intentarlo, puede que tu hijo haya madurado y esté listo para volver a intentarlo. En esta ocasión, es posible que consigas llevar a cabo el proceso en un tiempo récord y que la transición del pañal a los pantalones de niño/niña grande sea muy fácil. El aprendizaje para ir al baño nunca se producirá en menos de una semana si tu hijo no está preparado. Puede que hayas hecho todo lo posible para conseguirlo, pero nunca será posible si tu hijo no está preparado.

La preparación se define como una etapa en la que el niño es capaz de aprender fácilmente sin limitaciones emocionales. La preparación emocional puede no ser algo que los padres vean fácilmente, pero está ahí, y los arrebatos emocionales son muy típicos de los niños de dos y tres años. Para que un niño alcance la preparación emocional, otras experiencias contribuirán a este estado de preparación. Las experiencias con el orinal, los cuentos y los juegos, los juegos de rol y los juguetes para el orinal y las recompensas y el estímulo. Después de una pausa, verás que el niño está preparado y puedes volver a empezar.

El objetivo final es dejar el pañal. Será la mayor sensación de libertad.

Esto es lo que significa dejar el pañal para ti, para tu familia y para el planeta. Dejar los pañales significa:

- Se acabaron las alergias y los sarpullidos para tu hijo pequeño.
- Ahorrarás dinero al dejar de comprar productos tan caros.
- El entrenamiento para ir al baño y el uso del mismo se hace más fácil.
- Salir de excursión es más rápido y puedes organizarte con menos equipaje.
- Las escuelas infantiles prefieren que los niños vayan al baño sin pañales.
- Abandonar los pañales significa libertad para tu hijo. Libertad para correr, trepar, explorar y moverse sin un incómodo pañal entre las piernas.
- Dejar el pañal es el primer gran paso en el camino de tu hijo hacia la independencia.

- Es la primera señal de que están adquiriendo el control de sus propias funciones corporales.
- Deshacerse de los pañales tiene un impacto positivo en nuestro planeta, ya que el número de desechables que se vierten en los vertederos cada día es astronómico. Se calcula que 3.500 millones de pañales sucios se tiran a los vertederos cada año.
- Abandonar los pañales antes supondrá una pequeña contribución para cambiar estas horribles estadísticas.

Cuando estés seguro de haber seguido los pasos y de haber elegido tu método o estilo de entrenamiento. Cuando hayas encontrado la calma y el espíritu de paciencia dentro de ti para dominar el proceso de entrenamiento de tu hijo, estarás listo para experimentar el éxito y para marcar la casilla que dice que lo hiciste, que lograste entrenar a tu hijo pequeño y verlo seco durante el día.

Disfruta del sol de este logro antes de abordar la rutina nocturna.

QUÉ HACER POR LA NOCHE CUANDO LLEGA LA HORA DE IR AL BAÑO.

DURANTE LA NOCHE, Y SIN EQUIPAJE INNECESARIO:

La noche debería ser, y puede ser, el momento de la rutina de tu hijo que más esperas. El final del día en el que se relajan juntos y realizan la rutina de la hora de acostarse, terminando con un niño dormido y angelical envuelto en la cama. Esta es la situación ideal, y puede que te estés acercando a ella, pero ahora hay otro objetivo del orinal por delante y es el entrenamiento nocturno.

Estas son las buenas noticias. El entrenamiento nocturno para ir al baño no es lo mismo que el entrenamiento diurno. La capacidad de permanecer seco por la noche depende en gran medida del desarrollo fisiológico de tu hijo y de la preparación de las vías neuronales del cerebro y la vejiga, que conectan las neuronas adecuadas para enviar señales de una parte del cerebro a otra. Hay señales a las que hay que prestar atención y cosas que hay que hacer para preparar el entrenamiento nocturno, pero toda la experiencia será diferente en comparación con el entrenamiento diurno. En otras palabras, es como el día y la noche: diferente en muchos sentidos. Si tienes en cuenta los hitos del desarrollo, te resultará más fácil sentir menos estrés a medida que te acercas al aprendizaje nocturno del orinal.

La preparación para la noche llega mucho más tarde en los logros de desarrollo de tu hijo. Recuerda que cada niño es diferente y que su preparación para el adiestramiento nocturno será diferente a la de otros niños.

Estos son los signos de desarrollo de la edad media a los que debes prestar atención cuando observes la preparación de tu hijo para el entrenamiento nocturno.

- **1 año** - notarás que hay menos caca por la noche.
- **2 años** - en esta primera etapa su hijo puede estar seco durante el día.
- **3 años** – 9 de cada 10 niños están secos durante el día.
- **4 años** - La mayoría de los niños están secos durante el día.
- **5 años** - Entre el 85% y el 90% de los niños son capaces de permanecer secos por la noche.

Las excepciones pueden tener razones médicas para su retraso.

No se recomienda el entrenamiento nocturno hasta que se haya completado el entrenamiento diurno.

Aquí están las otras señales que hay que buscar para decidir el momento del entrenamiento nocturno. Tómate un tiempo para reflexionar sobre tu visión de este entrenamiento nocturno. El entrenamiento nocturno no tiene por qué ser una carga. Puede que te resulte más fácil que el entrenamiento diurno.

Carl Jung, un conocido psicoanalista, dijo lo siguiente sobre la visión

> "Tu visión se aclarará cuando mires dentro de tu propio corazón.
> El que mira fuera sueña, el que mira dentro despierta".

No tienes que tener esa profunda sensación de temor de que vas a tener que pasar noches sin dormir mientras intentas entrenar a tu hijo a todas horas de la noche. Hay señales que hay que buscar y preparar, luego dejas que la naturaleza siga su curso y sin demasiado estrés el monstruo del orinal nocturno habrá sido tratado.

Señales y consejos para recordar:

Seco durante el día.

Esto es lo más importante. Si no has conseguido controlar la rutina diurna, teniendo en cuenta algún que otro accidente, entonces tu hijo no está preparado para el aprendizaje nocturno del orinal.Comprueba los antecedentes familiares.

¿Hubo algún mojador de camas en la familia?

Esta es una información valiosa. La enuresis o la incontinencia nocturna en la infancia puede seguir en la historia familiar. Desde el punto de vista médico, esto se conoce como enuresis nocturna. Se trata de la emisión involuntaria de orina durante la noche.

¿Tu hijo puede usar un pañal si quiere usar el orinal por la noche?

Es posible que quieras quitar el orinal nocturno y explicarle a tu hijo que hay un orinal que puede utilizar en su habitación si quiere ir durante la noche. Será de gran ayuda que tu hijo consiga bajarse los pañales nocturnos a los que ha hecho la transición.

¿Tu hijo pequeño ya está en una cama sin bordes de cuna?

Tu hijo necesita poder salir de la cama para ir al orinal. La mayoría de los niños pequeños ya se han levantado de la cuna en esta etapa.

¿Encuentras pañales secos por la mañana?

En cuanto tu hijo se despierte y se levante de la cama, intenta llegar y comprobar si el pañal o los chupetes han estado secos durante la noche. A continuación, vete corriendo al orinal para que su vejiga funcione bien temprano.

¿Tu hijo puede ir corriendo al baño al despertarse?

Enseñar a tu hijo a ir solo al orinal a primera hora cuando se despierta es un hábito muy bueno. Así podrás comprobar si el pañal está seco desde la noche anterior.

¿Puede tu hijo prescindir de demasiado líquido por la noche?

Una menor cantidad de líquidos después de la cena influye en la cantidad de agua que la vejiga puede retener durante la noche.

¿Estás preparado para la rutina nocturna?

Puede que tengas la rutina para ir a dormir resuelta, pero debes estar preparado para cualquier cosa que pueda ir mal durante la noche. No hay nada peor que andar por la noche con un bebé llorando y mojado. Mejor prepárate para la noche. Es el tiempo que transcurre entre que te acuestas después de tu ritual para dormir y te despiertas temprano por la mañana.

Preparación para el aprendizaje nocturno del orinal.

Primera parte: la rutina para dormir.

Lo primero que hay que comprobar es si has organizado tu rutina para ir a dormir y si tu hijo está acostumbrado a ella. Debería incluir los siguientes componentes. Ajústala según las necesidades de tu familia.

La rutina para ir a la cama comienza en realidad un rato antes de la hora de acostarse con el fin de las actividades de la tarde. Un momento de orden y luego un buen baño caliente. Sumergirse en el agua caliente y jugar con algunos juguetes de baño es una forma perfecta de relajar a tu hijo. Dependiendo de la edad de tu hijo, organiza una cena familiar o dale de comer antes. Las cenas familiares son un buen momento para crear vínculos, así que aprovéchalo. Empieza a avisar a tu hijo de que se acerca la hora de acostarse. Mantén la calma de todos, ya que cualquier alboroto hará saltar el interruptor de la calma de tu hijo y conseguirás que el pequeño se ponga nervioso y no esté preparado para irse a la cama.

Limita las bebidas a esta hora. Si tu hijo sigue tomando un biberón reconfortante a la hora de acostarse, es que no está preparado para ir al baño. La vejiga inmadura no es capaz de retener demasiada agua en esta etapa. Es posible que tu hijo tenga un sueño profundo y no sienta las señales de advertencia de la vejiga para decir que está llena. Lleva a tu hijo a hacer sus necesidades rápidamente unos treinta minutos antes de acostarse, y luego vuelve a hacerlo justo antes de acostarse. Esto es como una dosis doble de probar el orinal.

El último elemento de la rutina para irse a la cama, pero no por ello menos importante, es el cuento para dormir. Uno, dos o más cuentos, ¡tú decides! Tiene que haber una hora de finalización, o un límite en el número de cuentos, o te vas a exponer a cierta manipulación.

La hora del cuento ayuda a calmar a tu hijo al final del día. Es un buen momento para el desarrollo del lenguaje y el aprendizaje incidental del mundo. Aprovecha el tiempo al máximo. Cuando termine la hora del cuento, guarda los libros y visita el orinal por última vez antes de apagar las luces principales. Una luz nocturna será reconfortante si tu hijo necesita levantarse para usar el orinal.

Entonces, ya es de noche,

No dejes que los bichos te piquen,

Nos vemos a la luz de la mañana.

El tiempo que tarde tu hijo en dormirse dependerá de su nivel de actividad durante el día y de su propia personalidad, que le ayudará a relajarse y a conciliar el sueño. Durante la noche pueden tener un sueño pesado o ligero, pero querrás estar preparado para la carrera nocturna. La preparación para la noche es la segunda parte de la preparación para el entrenamiento nocturno.

Segunda parte: preparación para la noche

Hay algunas cosas que comprar para facilitar su entrenamiento nocturno.

- Un colchón impermeable o una funda impermeable para proteger el colchón de tu hijo.
- Pijama o ropa de noche fácil de poner y quitar.
- Ropa de cama de repuesto y una manta de repuesto.
- Acceso fácil al orinal o a la silla de orinal por la noche.
- Una luz nocturna.
- Los pull ups en lugar de los pañales porque son más fáciles de subir o bajar por la noche.

Esta es una sugerencia útil para la emergencia nocturna. Intenta dejar de tantear y frustrarte en medio de la noche. Inicialmente, prepara un doble juego de sábanas. Coloca un juego de sábanas y un protector de plástico encima de otro en la cama de tu hijo. Si tiene un accidente nocturno, simplemente retira el juego de sábanas superior mojado y voilá hay un juego inferior listo y esperando.

Prepárate para tener paciencia.

Una vez más, será necesario tener paciencia para conquistar el aprendizaje nocturno del orinal. Recuerda que estás esperando que tu hijo pequeño adquiera un nuevo hábito. El nuevo comportamiento de salir de la cama cuando la naturaleza le llama para ir al baño o al orinal. Toda esta actividad mental y de convencimiento del cerebro sólo puede tener lugar cuando el cerebro ha alcanzado ese estado de desarrollo fisiológico. Es común la creencia de que se necesitan 21 días para formar un nuevo hábito, pero podrían ser 66 días. Los neurocientíficos afirman que es más rápido empezar un nuevo hábito que dejar uno antiguo. Esto es alentador para los padres de niños pequeños, porque están abriendo nuevos caminos todo el tiempo. La cuestión es que aprender a ir al orinal por la noche es intentar formar un nuevo hábito, y requiere tiempo y paciencia.

Ser capaz de usar el orinal o el inodoro por la noche es una habilidad vital y, dado que depende de la preparación y la voluntad, cada niño tardará un tiempo diferente en adquirir el hábito. Se trata de un paso en el desarrollo que no está relacionado con la edad, sino que se vincula directamente con los logros del desarrollo. Además, el proceso puede verse ralentizado si el niño duerme mucho y no se despierta fácilmente para ir al orinal. A algunos padres les gusta despertar a su hijo pequeño y sentarlo en el orinal mientras duerme para ver si puede hacerlo antes de que los padres se vayan a la cama. Esto es una opción personal y quizás debas probarlo y ver si tu niño de sueño muy pesado se vuelve a dormir y permanece seco durante la noche. O corres el riesgo de despertar a tu hijo pequeño que ahora piensa que es hora de levantarse e ir mientras tú estás listo para ir a la cama.

Un viejo proverbio irlandés dice:

'Una buena risa y un largo sueño son las mejores curas en el libro del médico'.

Esperamos que recuerdes el entrenamiento para ir al baño con unas cuantas risas y que, en general, también duermas bien por la noche.

Descubrir que tu hijo ha retrocedido nunca es una cuestión de risa. Pero ocurre. La regresión puede deberse a varias razones.

El estrés suele ser uno de los principales motivos de los retrocesos en el aprendizaje para ir al baño. Si ves que tu hijo, que se mantenía bastante seco durante el día, está teniendo algunos momentos de regresión, no te preocupes. Esto es bastante normal y suele ser temporal. Puede ser algo tan sencillo como estar absorto en una actividad lúdica y dejar de ir al baño demasiado tarde. Si experimenta un retroceso, analiza las circunstancias de su familia en ese momento. Tal vez haya una causa de fondo para un retroceso o una regresión a menudo causada por el estrés.

Estos son algunos de los factores de estrés más comunes.

- Mudanzas.
- Esperar otro hermano.
- Cambiar de escuela.
- Un accidente en casa o en la escuela.
- Un trauma o pérdida familiar.
- Enfermedad.

De hecho, cualquier acontecimiento fuera de lo normal puede desencadenar un factor de estrés. Los padres deben ser comprensivos y reconocer que unos días de regresión no van a impedir que su hijo avance de nuevo cuando llegue el momento. Es más fácil aceptar que se trata de un retroceso momentáneo. Cuando se acabe el estrés, las cosas volverán a su cauce.

Hay otros factores más graves que pueden provocar una regresión y que pueden requerir atención médica o algún apoyo adicional en ese momento por parte de la familia o los cuidadores.

Lleva a tu hijo a una revisión médica si sospechas que hay un problema subyacente como el estreñimiento o una infección urinaria. La negativa a usar el orinal podría estar relacionada con el hecho de sentirse demasiado cansado o fuera de la rutina normal.

Los padres podrían estar en la raíz del problema si se presiona demasiado al niño para que haga sus necesidades cuando no está realmente preparado. A la presión emocional para usar el orinal podría añadirse la incapacidad de tu hijo para decirte lo que necesita en ese momento. Estos actos de regresión percibidos probablemente se remontan a la cuestión de la preparación.

El mejor consejo es no ver esto como una regresión. Es sólo un receso temporal.

¿Qué debes hacer en este momento?

- Apoyar.
- No castigues a tu hijo, sino intenta encontrar la causa principal.

- Habla del problema en la escuela o con un médico.
- Vuelve a lo básico.
- Añade algunos incentivos y una tabla de recompensas para recuperar el rumbo.
- Saca los libros de orinales favoritos o compra uno nuevo y divertido para reírse juntos.
- Pasa más tiempo con tu hijo, especialmente si hay un nuevo hermano en la familia. Trata de tranquilizar a tu hijo y de resolver la ansiedad que pueda sentir hacia esta nueva persona en la familia.
- Aumentar la confianza y la autoestima. Hagan algo divertido juntos y expliquen que esto es para niños y niñas grandes, que ya no son bebés en pañales.

El factor más importante es no desesperarse, esto es bastante común durante el entrenamiento para ir al baño. Puede que sientas que se trata de una regresión, pero recuperarás el terreno que crees haber perdido y el pequeño retraso no importará cuando veas el panorama general.

La visión más amplia hacia adelante de un niño pequeño libre de pañales y listo para correr hacia adelante conquistando otros objetivos en sus primeros años.

14

OBTENER AYUDA DE LAS GUARDERÍAS Y LOS CUIDADORES.

CUIDADORES:

s el momento de trabajar en equipo.

"El compromiso individual con el esfuerzo de un grupo es lo que hace que un equipo funcione".

— VINCE LOMBARD

Aunque Vince Lombard era un aclamado entrenador de fútbol americano, sus palabras son pertinentes para elegir una organización de guardería o un cuidador de éxito. Ustedes quieren trabajar juntos por el objetivo común de la salud y el bienestar de su hijo.

Antes de elegir su equipo, debes investigar un poco y comprender exactamente qué es lo que buscas. Aquí tienes algunos puntos sobre los que reflexionar.

- ¿Cuáles son tus necesidades y, sobre todo, cuáles son las de tu hijo?
- ¿Qué tipos de instalaciones hay en tu zona?
- ¿Quieres que tu hijo se quede en casa o en un entorno familiar?
- ¿Preferirías una institución asistencial registrada con todas las facilidades adicionales que ofrece una organización?
- ¿Necesitas una guardería a tiempo completo o a tiempo parcial?
- ¿En qué fase del desarrollo de tu hijo deseas que le cuiden? ¿Bebé, niño pequeño o preescolar?
- ¿Puedes encontrar el centro adecuado cerca de tu casa o camino al trabajo?
- ¿Buscas un poco de estimulación mental y socialización para tu hijo?

Todas estas son consideraciones que hay que tener en cuenta a la hora de buscar el centro adecuado. Las instalaciones pueden tener nombres diferentes, pero los servicios que ofrecen son similares. Una guardería, un jardín de infancia, una escuela infantil y una creche (cuna en francés), son todos el mismo tipo de instalación. Ofrecen grados de atención a los niños pequeños, desde bebés o niños pequeños hasta preescolares. Buscar una de estas instalaciones significa que te estás preparando para inscribir a tu hijo en un centro fuera de casa.

Tal vez prefieras que tu hijo permanezca cómodamente en su propia casa o en un entorno doméstico. En este caso, estarías buscando un cuidador. Una persona cualificada que vaya a su casa y cuide de tu hijo mientras tú estás trabajando. Es posible que conozcas a alguien que tenga un centro de atención en su propia casa con un número limitado de niños. Es posible que prefieras que sea un familiar, quizás un abuelo, quien se encargue de los cuidados.

Todas estas opciones tienen sus propios criterios a tener en cuenta. Pueden ser de propiedad privada o estar vinculadas a su lugar de trabajo, pero en interés de los niños existen reglamentos y normas que deben cumplirse. La necesidad de instalaciones para los niños mientras las mujeres vuelven al trabajo se ha hecho más frecuente en este siglo. En 2001 se registró que el 64% de las madres con hijos menores de 6 años volvían a trabajar, y el 78% de las madres con hijos de entre 6 y 17 años estaban empleadas en su totalidad en el lugar de trabajo.

¿Qué ofrece una guardería que los padres puedan confiar? Estas son las preguntas que hay que hacerse para saber si este tipo de centro apoyará tu mantra general de:

'Compromiso individual con un esfuerzo de grupo para que un equipo funcione'.

¿Qué ofrecen los centros de cuidado?

- Son instalaciones que ofrecen atención a grupos de niños.
- Pueden estar adscritos o patrocinados por una institución

educativa, una iglesia, una organización de asistencia social, o ser de propiedad privada.

- Deben seguir las normas establecidas por las comunidades y las organizaciones de bienestar infantil.
- Deben cumplir las normas relativas a la proporción entre el personal y los niños, los niños y el espacio que se les asigna, las instalaciones de aseo, y seguir cualquier otra norma de salud y seguridad.
- El centro debe contar con personal calificado, con experiencia en el grupo de edad de tu hijo y en las áreas de desarrollo del aprendizaje.
- Una guardería siempre podrá dar servicios porque no depende de una sola persona, hay un equipo de personas, el personal.
- Habrá interacción con otros niños en el centro de cuidado, y oportunidades para desarrollar habilidades sociales.
- El desarrollo cognitivo y creativo está incluido en el programa.
- Una guardería registrada debería tener más equipamiento exterior e interior para los niños. Debe haber un espacio interior y exterior adecuado para interactuar.

<u>Puede haber algunas desventajas de una guardería para considerar en tu decisión.</u>

- Una guardería puede ser costosa. Evalúa las ventajas de formar parte de un centro organizado en cuanto a costos en comparación con las demás opciones.

- La rotación del personal puede ser mayor e inquietante para los niños que forman un vínculo con un cuidador concreto del centro.
- Los grupos más grandes de niños significarán menos atención individual. La atención individual podría ser algo que los padres quisieran para niños muy pequeños.
- En una guardería hay una mayor exposición a infecciones y enfermedades contagiosas. Los niños pequeños tienen que desarrollar su inmunidad a estas infecciones.

Cuidador familiar.

Un cuidador familiar no tiene por qué ser un miembro de tu familia. Esta forma de cuidado es una persona formada, que ofrece un servicio de cuidado en su casa, con un pequeño grupo de niños. Este tipo de centro tiene una normativa que cumplir y debe estar registrado ante las autoridades locales. Existen reglas para la protección y seguridad de los niños. El centro debe ser inspeccionado para comprobar el cumplimiento de las normas, y el cuidador debe tener un certificado de antecedentes penales.

Esta facilidad tiene sus ventajas.

- Sería especialmente adecuado para los niños muy pequeños que no pueden enfrentarse a un centro de atención grande.
- La proporción de niños por cuidador es mucho menor y los niños recibirán más atención individual.
- A los grupos más pequeños les puede resultar más fácil socializar inicialmente.

- El cuidador a domicilio conocerá bien a tu hijo y podrá establecer un vínculo estrecho.

Hay algunas desventajas que hay que tener en cuenta si estás pensando en utilizar un centro a domicilio.

- Un cuidador familiar en su propia casa puede no tener tanto equipamiento como una guardería registrada.
- Es posible que el cuidador familiar no esté registrado y que haya que comprobarlo.
- Existe el riesgo de que, si una sola persona se encarga de las instalaciones, no haya respaldo en caso de que esa persona se enferme.
- El centro depende de una persona para las actividades y la estimulación que se ofrece con un cuidador a domicilio.

Por último, existe la ayuda personal con un cuidador que vaya a tu domicilio.

Es posible que quieras que tu hijo se quede en casa con un cuidador o una niñera titulada durante las primeras etapas de su desarrollo si tienes que volver a trabajar. Es posible que necesites la ayuda de un cuidador si trabajas desde casa. Tu tipo de trabajo necesita que tengas un tiempo y una estructura que te permita seguir con tu horario de trabajo. Una niñera te convendría con un niño muy pequeño.

¿Cómo funciona este tipo de servicio de cuidado y cuáles son las ventajas?

- Lo mejor es acudir a una agencia, ya que ésta habrá realizado todas las comprobaciones de seguridad y de antecedentes penales necesarias.
- Puedes entrevistar a la niñera entrante para ver si es una buena opción para tu familia.
- Tendrás el control de lo que ocurre con el cuidado de tu hijo.
- Su hijo se sentirá seguro en la comodidad de su propia casa.
- El cuidado estará disponible incluso si tu hijo no se siente bien.
- Puedes tener un cuidador en casa y tener la ventaja de contar con ayuda adicional siempre que la necesites.

Hay que tener en cuenta algunas desventajas.

- Se trata de una opción cara por el costo de un cuidador individual.
- Cuando tu hijo esté preparado para desarrollar sus habilidades sociales, no habrá otros niños en la mezcla, a menos que organices citas para jugar e interactuar con otros niños.
- El equipamiento que ofrece depende de las instalaciones que tengas en casa.

Puedes considerar el cuidado de un familiar, pariente o amigo cercano.

Esta suele ser una opción muy conveniente y puede no costar demasiado. Realmente depende de tu relación con la familia y los amigos. ¿Ofrecerá esto el trabajo en equipo que buscas? Considera la comodidad frente a las facilidades añadidas de un lugar organizado para el cuidado de los niños.

El Cuidado de familiares y amigos tiene sus ventajas:

- Un cuidado más cariñoso y personal al tratarse de un miembro de la familia.
- Compartirán valores y creencias comunes porque la persona forma parte de tu familia extendida.
- Puede haber más flexibilidad si se recurres a un pariente o familiar.
- El costo es escaso o nulo.

Las desventajas serán las que tengas en cuenta al valorar tu relación personal con el cuidador familiar y lo que es capaz de ofrecer.

¿Cómo encaja el mantra del trabajo en equipo en todas estas opciones?

Pregúntate si el centro o servicio que eliges ofrece ese compromiso individual especial con tu hijo. ¿El tipo de atención que organice dará ese compromiso especial con tu hijo y formará parte del equipo que tiene el objetivo unificado de dar la mejor atención a los niños pequeños?

Si estás contemplando centros de atención para tu hijo, aquí van algunas pautas que debes tener en cuenta o preguntas que debes hacerte antes de iniciar tu búsqueda.

- Conveniencia y disponibilidad.
- Horario de apertura.

- Horario adicional de atención al público en caso de que lo necesites.
- Tiempo parcial o flexibilidad horaria.
- Costo, ¿es asequible para tu presupuesto?
- Calidad del personal, sus calificaciones.
- Ratio personal-niño.
- Currículum.
- Equipos de interior y exterior.
- Entrenamiento para ir al baño.
- Normas de seguridad.
- Política para niños enfermos.
- Estilo de crianza del centro.
- Horario.
- Horario para las horas de sueño y de alimentación.
- Suministro de alimentos.
- Política de disciplina.
- Comunicación con los padres.
- Política a puertas abiertas.
- ¿Se invita a los padres a visitarlos?

¿Cómo se chequean las instalaciones?

La mejor manera es concertar una cita para visitar las instalaciones. Reserva una hora para reunirte con el supervisor o el director del centro de atención y solicita una visita a todas las aulas, no sólo a la que formará parte tu hijo. Así podrás ver cómo progresa tu hijo en el centro, y si existe un programa de creatividad y crecimiento cognitivo. Fíjate en las instalaciones exteriores. ¿Ofrecen el tipo de actividades físicas y de escalada que buscas para tu hijo? Pregunta por las actividades creativas y cómo se atiende a la creatividad y el desarrollo sensorial de los niños. Pregunta por la rutina y por cualquier otra cuestión que consideres oportuno conocer en el día a día.

El boca a boca es otra buena forma de comprobar si es bueno o no un centro. Escucha lo que otros padres tienen que decir sobre la instalación en tu área. No obstante, haz siempre tu propia comprobación física. Puede que tengas suerte y tengas una guardería anexa a la escuela primaria o a tu lugar de trabajo.

Sean cuales sean nuestras opciones, comprueba siempre por ti mismo si es la que mejor se adapta a las necesidades de tu hijo y a los cuidados que buscas.

¿Qué debes buscar en los cuidadores?

- Conocimiento del desarrollo infantil.
- Calificaciones en el ámbito de la educación infantil.
- La forma física.
- La creatividad.
- Capacidades interpersonales.
- Dominio del idioma para poder comunicarse, y enviar informes de los progresos del niño.
- Certificado de primeros auxilios.

Trabajo en equipo en el entrenamiento para ir al baño.

Los tres objetivos más importantes.

- **Uno:** Sigan una rutina común al principio.

- **Dos:** Utilicen las mismas palabras de entrenamiento para el orinal y el baño, para facilitar el proceso de pedir y usar el orinal o el baño.
- **Tres:** Dar recompensas y elogios de estímulo vinculando lo que se logra en la escuela con lo que sucede en casa, para elevar la moral y reconocer el éxito.

Expectativas de la guardería y de los cuidadores del niño.

Las expectativas de la guardería que elijas deben ser mayores porque habrá más personal formado y equipos disponibles. El plan de estudios y la estructura deberían ofrecer más clases y, por tanto, más facilidades para tu hijo a medida que avanza en el programa de la guardería. El programa de la guardería debe abarcar toda la gama de edades que anuncian que atienden. Algunas guarderías pueden ofrecer sólo un rango de edad específico, mientras que otras pueden abarcar desde los bebés hasta la etapa de preparación para la escuela. Todo depende de lo que busques en cuanto a la edad de admisión de tu hijo.

Cada guardería debería tratar de cubrir las siguientes áreas de desarrollo en el nivel de comprensión adecuado. Debe haber un plan de estudios basado en estas áreas, y en los objetivos de desarrollo adecuados a la edad.

- Desarrollo cognitivo.
- Desarrollo físico.
- Habilidades motoras gruesas y finas.
- Habilidades sociales.
- Lenguaje y comunicación.

- La creatividad.
- Desarrollo emocional.
- Habilidades para la vida.

¿Cuándo consultar a un especialista?

La ventaja de tener a tu hijo en una guardería o con un cuidador calificado es que podrás conocer su desarrollo desde una edad temprana. Cuanto antes consigas ayuda para cualquier problema de tu hijo, mejor será para su crecimiento saludable y su felicidad. Mientras tu hijo esté en un centro de atención, será observado. Deberás recibir informes periódicos y el cuidador o la guardería estarán atentos a los logros que debería alcanzar un niño medio.

Estas son las áreas que sus cuidadores y guarderías deberían vigilar.

- Logros de desarrollo físico adecuados a la edad.
- Desarrollo emocional.
- Habilidades sociales.
- Desarrollo del lenguaje.
- Desarrollo cognitivo.
- Habilidades interpersonales con los profesores y otros niños.
- Madurez.
- Habilidades motoras gruesas y finas.
- Capacidad de escucha y concentración.

Todas estas áreas se pueden medir en función de normas estandarizadas. Los niños se desarrollan a ritmos diferentes y tienen puntos fuertes y débiles distintos. Sin embargo, cuando hay una norma con la que comparar y el cuidador o el centro están preocupados, es una buena oportunidad para pedir consejo y acudir a un especialista.

Los retrasos pueden ser simplemente un patrón normal de desarrollo y tu hijo se pondrá al día. El retraso o las dificultades pueden deberse a otros motivos y un pediatra o un psicólogo infantil pueden ayudar a descubrir el problema, y remitir a tu hijo para que reciba alguna intervención más. Hay una gran variedad de intervenciones posibles, desde un problema de procesamiento auditivo hasta algo más grave. Encontrar la causa de cualquier retraso o dificultad que pueda tener tu hijo antes de que llegue a la escuela primaria marcará la diferencia en la autoestima, la confianza y el progreso académico de su hijo.

Si tenemos en cuenta toda la ayuda y los consejos disponibles para criar niños sanos y felices, es fácil ver por qué un enfoque de equipo es un camino positivo.

Henry Ford, el creador de la cadena de montaje original para la fabricación de coches, dijo

> *"Si todo el mundo avanza, el éxito se encarga de sí mismo".*

Intenta ver la contratación de un cuidador o la inscripción de tu hijo en una guardería como una forma de avanzar con tu hijo. Ellos son los profesionales y tú los has elegido cuidadosamente. Este momento de la vida de tu hijo debería contribuir a su experiencia de avance, al igual que tú y todos los que participan en el progreso de tu hijo.

CRIAR AL NIÑO MÁS FELIZ.

TOTALMENTE COMPRENSIVO.

Cómo criar al niño más feliz.

Puede que te sorprenda, o no, leer que las cosas materiales no hacen que los niños sean los más felices. Se experimentan momentos fugaces de felicidad quizás por un dulce o un mimo mayor como un juguete o un juego, pero estas muestras de felicidad no son duraderas, y no hacen que los niños sean duraderos o genuinamente felices.

La verdadera felicidad viene de dentro. Se trata de ser alimentado y amado. Los niños necesitan una sensación de seguridad, un sentimiento de pertenencia a algo más grande que ellos mismos. Necesitan comida y refugio y sentimientos positivos y optimistas a su alrededor.

Aquí una lista de cosas que hay que recordar para animar y motivar a ser un niño feliz y equilibrado.

Proporcionar cuidados:

Piensa en lo que significa nutrir. No se trata sólo de alimentar y vestir. La crianza abarca el concepto de cuidar en todos los sentidos para ayudar a una persona a desarrollarse, crecer y tener éxito. La crianza ayuda a un niño a llegar al punto en que utiliza sus talentos de la mejor manera posible.

Nútrete tú también:

Recuerda que debes cuidarte a ti mismo durante este tiempo. Si te sientes roto y débil no podrás nutrir, criar y cuidar a tus hijos.

Cree en el mantra del trabajo duro y la práctica:

Esta es la forma de alcanzar los objetivos. Hay mucha verdad en esta pequeña afirmación. Guárdala cerca de tu corazón.

Observa el éxito y el fracaso:

Ayuda a tu hijo a darse cuenta que si ha fracasado no es un fracaso. Habla abiertamente sobre el fracaso para tener éxito y cómo tu hijo puede ver el éxito y el fracaso como logros. Aprendemos de nuestros errores.

Los elogios son importantes:

Los elogios son una forma maravillosa de animar y apoyar a los niños por su contribución. Intenta elogiar con comentarios alentadores los diferentes logros, no solo los académicos o los deportivos.

Elogia el esfuerzo realizado, no sólo el éxito:

A veces el esfuerzo y la concentración son el resultado de un esfuerzo. Los padres que pueden elogiar el esfuerzo realizado están ayudando a sus hijos a sentirse apreciados.

Enséñale a tu hijo a ser optimista:

Ser optimista contribuye en gran medida a ser feliz. Mira el vaso medio lleno y no el medio vacío. Animar a los niños a "ver el lado bueno de la vida" les ayuda a ser positivos y a ser más felices.

No hagas demasiado por tus hijos:

Ten un equilibrio entre las cosas de las que tienen que responsabilizarse y las que tú harás por ellos. Elogia a tu hijo por querer ser independiente y responsable.

Fomentar más actividades lúdicas:

Los niños aprenden jugando y darles oportunidades reales de juego desarrollará sus habilidades y les hará sentirse felices. Los juegos al aire libre, lejos de actividades sedentarias como ver la televisión, son buenos para su crecimiento físico y mental.

Compartan la cena juntos:

Es una forma maravillosa de conectar con la familia. Todos pueden compartir su día y simplemente disfrutar juntos de la familia. Hablar de gratitud desarrolla el aprecio de los niños por sus cosas, incluso las más pequeñas. Mamá y papá pueden ser buenos modelos de conducta en este momento.

Practica la gratitud:

Saber agradecer incluso las pequeñas cosas que tienes contribuye enormemente a tu propia felicidad. Compartir estos comentarios de gratitud con la familia hace que todos sean conscientes de la gratitud y de cómo valorar las cosas y las personas que te rodean.

Establece límites y utiliza habilidades de crianza positiva:

Las habilidades de crianza positiva están relacionadas con la disciplina. El tipo de disciplina que forma parte del entrenamiento que le estás dando a tu hijo para mejorar su felicidad, darle oportunidades de desarrollarse y alcanzar sus capacidades físicas, cognitivas, emocionales y sociales.

La disciplina, en un estilo de crianza positiva de los hijos, es la columna vertebral de un hijo exitoso y feliz. La disciplina no consiste en castigar, sino en entrenar. Pensar en la disciplina como entrenamiento, hace que su comprensión de la disciplina sea diferente. La disciplina forma parte de los pasos que tú das para criar a tus hijos como adultos responsables. A veces puedes sentirte frustrado porque tu estilo de disciplina no funciona. Recuerda que cada niño es diferente. Lo que funcionó para un niño puede no funcionar para otros. Lo que funcionaba a una edad puede no funcionar con niños mayores. De vez en cuando puede ser necesario revisar las medidas disciplinarias.

Qué hacer cuando la disciplina no funciona.

Puede Que te sientas frustrado, molesto o simplemente derrotado si tu disciplina no funciona. ¿Qué puedes hacer para arreglar la situación sin limitarse a lanzar los brazos al aire y decir: "Me rindo, hazlo a tu manera"?

Mira tres sencillas sugerencias que te ayudarán a superar los momentos difíciles y a superar la sensación de que tu disciplina no es efectiva.

1. **No te rindas demasiado pronto.**

Es importante que intentes ceñirte a lo que has establecido con respecto a tus límites disciplinarios. Si los niños se salen con la suya demasiado pronto, consideran que están ganando la batalla. Enseguida ven un escape en tu formación. El niño inteligente utilizará esa misma táctica para salirse con la suya siempre. Puede ser quejándose, llorando, rodando por el suelo o enfadándose. Intenta distraer a tu hijo y seguir adelante. A veces sólo se trata de una lucha de poder que surge y una distracción funciona. Te ayuda a evitar más enfrentamientos. Puedes volver al problema original más tarde.

2. **Las consecuencias que ha establecido no están funcionando.**

¿De qué tratan realmente las consecuencias? ¿Están más orientadas a un castigo? Revisa tus consecuencias, y si se está formando un patrón de las mismas cosas que ocurren a pesar de las consecuencias, tal vez haya lugar para aprender una lección o para que te muestren cómo poner las cosas en orden.

3. **No tomes como algo personal tu malestar por la disciplina.**

Tu hijo no se está vengando específicamente de ti cada vez que hay un problema. La racha de terquedad podría formar parte de un panorama más amplio y de una curva de aprendizaje por la que está pasando tu hijo. Intenta relacionarte con la situación y tener empatía. Ponte al nivel de tu hijo y solucionen las cosas juntos. Puede ser tan simple como respetar que estaban en medio de un juego, y si te identificas con el hecho de que estaban jugando, o que habían dejado algo para más tarde, entonces juntos pueden elaborar una estrategia de orden.

Un elemento necesario para el aprendizaje de lecciones en las primeras etapas del proceso de crecimiento de tu hijo es el deseo de aprender cosas nuevas. Los niños son curiosos por naturaleza y, si se les orienta en la dirección correcta y se fomenta su curiosidad natural, deberían desarrollar el amor por el aprendizaje.

Por qué es importante enseñar el amor por el aprendizaje.

Enseñar a los niños a amar el aprendizaje despierta el sentido de la curiosidad a una edad temprana. Es uno de los ingredientes que contribuyen a hacer crecer a un niño feliz. Gracias al amor por el aprendizaje, los niños empiezan a interesarse más por los cambios y por descubrir cosas nuevas. El amor por el aprendizaje puede comenzar en una etapa temprana de la vida de tu hijo y aprovechar la curiosidad natural del niño. El amor por el aprendizaje forma parte del deseo de explorar y descubrir cosas nuevas.

Estas son algunas de las condiciones que fomentan el amor por el aprendizaje.

- Hay una razón significativa para querer hacer algo. Por ejemplo, a tu hijo le puede encantar jugar con bloques y construir una torre porque está aprendiendo el tamaño y la forma de los bloques y cómo equilibrarlos.
- Las condiciones de aprendizaje varían a veces y se vuelven más atrevidas o emocionantes. El aprendizaje adquiere una dimensión adicional. Utilizar un ejemplo de los bloques, y añadir un juego de trenes o coches de juguete para pasar por debajo de los puentes de bloques añade una diferencia al aprendizaje con bloques.
- El proceso de aprendizaje es sociable y forma parte de un juego. Tú te unes para ayudar a aprender con los bloques. Tu presencia lo hace sociable y fomenta el amor por el aprendizaje.

De este modo, el simple hecho de jugar con bloques, y observando tres sugerencias para fomentar el amor por el aprendizaje, la actividad se ha vuelto más significativa y divertida.

Los dolores del crecimiento parecen ser una parte real del crecimiento. A los dos años se pueden esperar las rabietas de la adolescencia. Forman parte del crecimiento. La pregunta que los padres se hacen a menudo es cómo sobrevivir a estos años desde las rabietas hasta el resultado que desean ver y alimentar del "niño extremadamente feliz".

¿Es una tarea imposible? Los padres quieren saber si pueden aspirar a dejar atrás las rabietas y darse cuenta de que han criado a un niño extremadamente feliz.

En primer lugar, es importante reconocer que las rabietas forman parte del crecimiento y que los niños pequeños las tienen. Los terribles dos años son una fase real de la vida de tu hijo. La intensidad de las rabietas y su duración son diferentes en cada niño. Son más frecuentes entre 1 y 3 años de edad.

La intensidad de la rabieta de tu hijo puede ser cualquier cosa, desde llorar, gritar, dar patadas, tirar los brazos o caerse al suelo. Las rabietas más intensas pueden provocar vómitos, contener la respiración y volverse agresivas y romper cosas. Cualquiera que sea la forma en que tu hijo manifieste su rabieta, supone un shock para los padres y es molesto para todos.

Las rabietas son el resultado de inseguridades y frustraciones debidas a la inmadurez de sus habilidades sociales y emocionales. Los niños pequeños están tratando de gestionar sus sentimientos y de experimentar una vida independiente. Están descubriendo que pueden tener un efecto, a través de su comportamiento, en otras personas.

Hay ciertos desencadenantes y conocerlos puede ayudar a evitar la posibilidad de una rabieta.

- Los factores de estrés, como el hambre, el exceso de cansancio o la sobre estimulación, pueden provocar una rabieta. Estar fuera de la rutina puede hacer que los niños pequeños sientan estrés.

- El temperamento juega un papel importante, sobre todo en el caso de los niños que tienen un temperamento volátil. La influencia del temperamento forma parte de tu hijo. Es posible que tu hijo tenga más explosiones de temperamento que otros niños. Aprender a gestionar estos arrebatos y los factores que los desencadenan forma parte de conocer y comprender a tu hijo.
- Las emociones fuertes, que no son capaces de controlar, pueden desencadenar una rabieta. Estas emociones serían la preocupación, la ira, el miedo y la vergüenza.
- La frustración aparece cuando hay algo que quieren o si otro niño ha tomado algo valioso para ellos. Esto provoca una rabieta y se enfadan cuando no pueden recuperar sus cosas. Suele ser porque no tienen palabras para decir lo que quieren.

Si pudieras escribir una receta para crear el niño más feliz, ¿cuáles serían sus ingredientes?

Mucho tiempo de juego.

Los niños aprenden jugando. Este es el ingrediente más positivo e importante para el crecimiento de un niño feliz y equilibrado. El juego físico, el juego creativo, el juego imaginativo y las actividades cognitivas, junto con las oportunidades de juego social, contribuyen al desarrollo del niño.

Rutina y sueño.

Los niños prosperan con una rutina de actividades diarias, como la hora de la comida, el baño y el sueño. Estos momentos rutinarios contribuyen a su sensación de seguridad.

Comidas saludables.

Una dieta equilibrada es un ingrediente muy importante. Una dieta sana con frutas y verduras, mucha agua y no demasiados dulces o bebidas gaseosas, mantendrá a tu hijo bien alimentado y con un cuerpo y una mente sanos.

Libertad para expresar sus emociones.

Ser capaz de decir cómo se siente y recibir empatía hacia sus sentimientos ayuda a los niños a ser capaces de enfrentarse a situaciones difíciles con mayor profundidad de entendimiento. También les permite compartir los sentimientos de los demás.

Valores familiares.

Crear valores para la familia y ponerlos en práctica ayuda a los niños a sentirse arraigados en algo más grande que ellos mismos. Los padres deben compartir estos valores y mostrar a sus hijos cómo defienden los valores familiares.

Gratificación

Este es uno de los ingredientes más importantes para crear una vida feliz. Saber por qué estás agradecido y expresarlo cada día es lo que construye el factor moral y de felicidad en la vida de tu hijo. La gratitud puede expresarse todos los días. La mesa o cualquier comida familiar es un buen momento y lugar para expresar la gratitud.

Voces que se escuchan.

No son las voces que escuchas en tu cabeza. Las voces de tu hijo cuando trata de contarte una emoción o un acontecimiento de su vida son las voces que hay que escuchar. Puede que tu hijo tarde mucho en decir lo que necesita, pero tómate el tiempo necesario para ser un buen oyente y escuchar esas vocecitas.

Amor incondicional.

El amor incondicional es el increíble amor que se da en los buenos y en los malos momentos. Es un amor profundo que permite cometer errores y perdona muchos contratiempos. El amor incondicional no es un amor débil e inconstante que puede cambiar en el camino. Es el tipo de amor que nutre y proporciona un entorno feliz y armonioso lleno de seguridad para un niño.

Esta receta no tiene medidas. El éxito depende de la mezcla constante de los ingredientes, y del equilibrio de la mezcla correcta según las necesidades. No se garantiza que esta receta dé un éxito instantáneo, pero si se persevera en proporcionar una dieta de estos importantes ingredientes, el resultado debería ser un niño sano y feliz.

Cómo preparar, mezclar y crear un niño feliz en todo tipo de circunstancias.

- Empieza con un cuenco seguro y nutritivo llamado hogar.

- Añade comida sana y una rutina estable de sueño y tiempo en familia.
- Mezcla valores familiares y mucha gratificación.
- Deja que la mezcla repose mientras se escuchan las voces.
- Y que se aprecien los sentimientos.
- Añade más tiempo para jugar a medida que la mezcla para tu hijo feliz se va probando.
- Permite la libertad de expresión mientras amasas y mezclas esta receta de niño feliz.
- Por último, recuerda revestir a tu hijo feliz con montañas de amor incondicional.

Esta capa de amor incondicional es el ingrediente mágico que saca lo mejor de cada niño. Les da la seguridad y la confianza para ser lo mejor que pueden ser.

AA Milne, en sus historias sobre Winnie the Pooh y Piglet, resumió la actitud correcta ante el amor incondicional. Pooh preguntó a Piglet cómo se deletrea el amor. La respuesta fue:

"El amor no se deletrea, se siente".

Un niño que siente amor incondicional será el más feliz de todos.

CONCLUSIÓN
TÚ GANAS – DI SÍ A LO MEJOR.

En conclusión, ¿sientes que puedes decir sí al éxito? ¿Ha transformado este libro tu idea de la paternidad? ¿Estás preparado para continuar tu viaje como padre sin sentirte culpable?

¿Sabías que, según Albert Schweitzer, premio Nobel de la Paz, humanitario y misionero médico,

> "El éxito no es la clave de la felicidad.
> La felicidad es la clave del éxito".

La felicidad es, la esencia de un niño equilibrado y de una crianza exitosa.

El objetivo de este libro único sobre la crianza de los hijos es lograr ese tipo de éxito. Se trata de una guía realista, que te lleva a través de diferentes aspectos de la crianza positiva.

La introducción y el conocimiento de tu hijo pequeño son relevantes para encontrar su concepto de habilidades parentales. Los hitos del desarrollo ayudan a los padres con sus expectativas sobre sus hijos pequeños. Un análisis F.D.O.A. honesto, de tus propias experiencias en la crianza de hijos, tiene como objetivo ayudar al lector a profundizar en sus propias capacidades mientras se le anima a adoptar habilidades parentales sólidas.

La realización de un análisis F.D.O.A. de tus habilidades de crianza al principio del libro se planificó para ofrecer a los padres una comprobación realista de su enfoque de la crianza. Fue un punto de discusión objetivo para evaluar lo que tú, como padre, obtendrías de los capítulos sobre crianza positiva y la inclusión del control de esfínteres.

¿Qué descubriste de ti mismo en relación con la crianza positiva? Saber que como padre tienes puntos fuertes en los que basarte es alentador. Enfrentarse a algunas posibles áreas débiles te permite autocorregirte y buscar nuevas posibilidades de crianza. Cuando tienes un concepto objetivo de lo que aportas a la mesa de crianza, estás más abierto a nuevas ideas. Esta generación actual de padres, con la tecnología moderna y muchas más oportunidades de ayuda y asesoramiento, es consciente de querer más. Los padres de hoy no quieren criar a sus hijos de la misma manera que fueron educados. Los nuevos ideales y sugerencias, hechos para adaptarse al mantra de la crianza positiva, hacen que este libro se destaque como algo para las necesidades de las expectativas actuales de los padres.

El objetivo de este libro es iluminar y animar al lector a adoptar habilidades de crianza positiva y a criar a un niño feliz y con éxito. El libro no imagina que la paternidad sea una actuación en solitario. Habla de faros. Son los rayos de esperanza que se ofrecen a través de la construcción de relaciones con los demás y de tener un libro fiable al que referirse.

Una de las mayores cualidades que se conocen en la crianza de los hijos es la paciencia. La paciencia aparece en cada oportunidad en este libro. La analogía de criar una gallina, a través de la eclosión de un huevo, y no haciéndola pedazos, es buena. Los huevos son frágiles y necesitan amor y cuidados. Del mismo modo, la crianza positiva se basa en la crianza, con amor y una interacción paciente. Esta filosofía se traslada a las diferentes etapas del desarrollo infantil.

La ayuda práctica se ofrece a través del conocimiento de tu umbral personal de crianza, basado en tu tipo de personalidad. Se añaden directrices sobre cómo y cuándo buscar ayuda profesional. No tienes que estar solo en este juego de la crianza.

El capítulo sobre la búsqueda de la guardería adecuada, o de un cuidador, es muy útil. Si eres un padre o madre que necesita apoyo mientras vuelves a trabajar, este capítulo tiene un valor incalculable. Se ofrecen pautas con las preguntas correctas que hay que hacer al evaluar un posible centro de cuidado. Saber lo que debes buscar, en el mejor interés de tu hijo, te dará tranquilidad mientras tu hijo esté en la guardería o escuela infantil. En el mundo de las guarderías hay mucho en juego. Sólo debes esperar el mejor trabajo en equipo para tu hijo mientras lo cuidas y educas al mismo tiempo. La educación infantil es vital para la fase fundacional del aprendizaje de tu hijo. No hagas concesiones en esta fase. Te aconsejamos que te asegures de que la guardería que elijas cumpla los criterios sugeridos.

Luego está el aprendizaje del orinal. Muchos padres temen la rutina del orinal. Varios capítulos sobre el entrenamiento para ir al baño ayudan sinceramente a los padres con este gran paso. En realidad, el aprendizaje del orinal es una cuestión de preparación y paciencia por parte de los padres y del niño. Para muchos padres, el aprendizaje del orinal es un verdadero reto. Los niños pequeños pueden atrincherarse y rebelarse contra cualquier tipo de entrenamiento. Es reconfortante saber que hay etapas de desarrollo y curvas de aprendizaje que afectan al aprendizaje del orinal. La sección de este libro que trata sobre el aprendizaje del orinal, describe diferentes métodos para introducir el orinal, lo que resulta tranquilizador. Los padres pueden elegir el que les resulte más cómodo. Si ese método no funciona, no hay nada malo en tomarse un descanso y probar otro método.

El hecho de ofrecer un enfoque de dos libros en uno hace que este libro sea más relativo a la crianza positiva. Aprender sobre el entrenamiento para ir al baño, y trabajar de la mano con la dirección positiva libre de culpa dada en estos capítulos, es realmente útil. Los padres pueden abordar varios problemas de los padres y, además, tener apoyo para entrenar a su hijo en el orinal.

Una de las cualidades únicas de este libro sobre la crianza de los hijos es el comentario afectuoso y los puntos útiles y alentadores que se dan a lo largo de cada capítulo. Se reconoce positivamente la individualidad y la atención a las diferentes necesidades. Desde los primeros capítulos, el libro reconoce que no sólo los niños son únicos e individuales, sino que también lo son los padres que crían a estos seres únicos.

Este es el tipo de libro sobre la crianza de los hijos que querrás volver a leer para aprovechar los consejos constructivos y la genuina empatía con los desafíos de la crianza. Es un libro que anima a los padres a ser positivos y a preocuparse realmente por encontrar soluciones a los problemas de la crianza.

El Dr. Seuss, comparte su sabiduría sobre la crianza de los hijos a través de sus libros infantiles y dice

*"A menos que alguien como tú se preocupe mucho,
nada va a mejorar. No es así.
¿Y lo conseguirás? Sí, sí, sí.
Noventa y ocho y tres cuartos por ciento garantizado."*

Ahora toma ese mensaje de cuidado en el corazón y piensa que, efectivamente, este libro es justo el apoyo que necesitas y que, con paciencia y amor paternal, ¡tienes garantizado el éxito!

www.ingramcontent.com/pod-product-compliance
Lightning Source LLC
Chambersburg PA
CBHW030905080526
44589CB00010B/154